PFLANZLICHES KOCHBUCH FÜR DIABETIKER

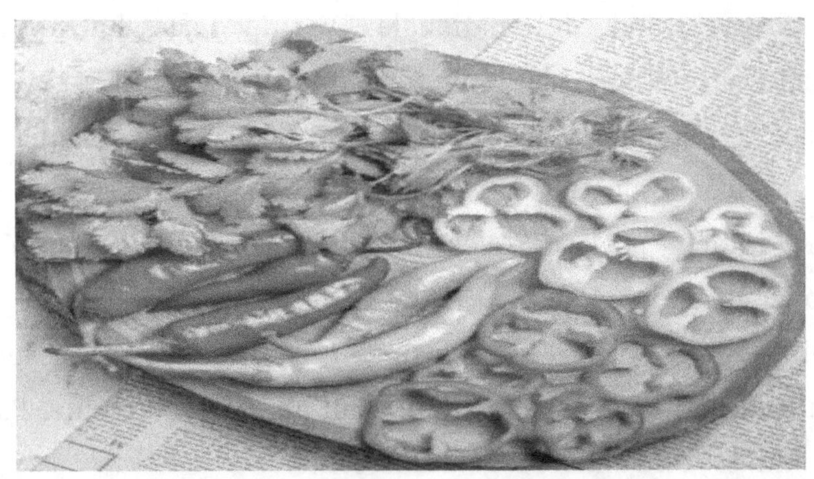

1000 TAGE SCHNELLE, EINFACHE, KÖSTLICHE GESUNDE REZEPTE + NÄHRENDER 30-TAGE-MAHLZEITPLAN

Ernst. R . Philip

INHALTSVERZEICHNIS

EINFÜHRUNG

Emma, eine lebendige Persönlichkeit mit einer ansteckenden Lebensfreude. Doch hinter ihrem strahlenden Lächeln verbarg sich eine Herausforderung, mit der sie, wie Millionen andere, täglich konfrontiert war: die Bewältigung ihres Typ-2-Diabetes. Emmas Weg zu einem gesünderen, ausgeglicheneren Leben war von den üblichen Höhen und Tiefen geprägt, wobei die Ernährung eine entscheidende Rolle bei ihrem Streben nach Wohlbefinden spielte. Bei einem ihrer Routinebesuche in der örtlichen Buchhandlung stieß Emma auf einen Hoffnungsträger: „Pflanzenbasiertes Kochbuch für Diabetiker".

Das Buch war nicht nur eine Sammlung von Rezepten; Es war ein Tor zu einer neuen Lebensweise. Emma war sofort von dem Versprechen angezogen, nahrhafte Mahlzeiten zuzubereiten, die schnell und einfach zuzubereiten sind. Die Einführung, in der die Vorteile einer pflanzlichen Ernährung für Diabetiker detailliert beschrieben wurden, schien sie direkt anzusprechen. Es dauerte nicht lange, bis Emma beschloss, sich auf diese kulinarische Reise zu begeben, in der Hoffnung, dadurch ihren Blutzuckerspiegel besser kontrollieren zu können.

Mit dem Buch als Leitfaden begann Emma, mit den Rezepten zu experimentieren. Das Frühstück verwandelt sich von schnellen, kohlenhydratreichen Mahlzeiten in nahrhafte Köstlichkeiten wie Overnight-Chia-Samen-Pudding mit Beeren, Spinat und Pilz-Tofu-Rührei. Diese Mahlzeiten waren nicht nur köstlich, sie versorgten sie auch den ganzen Morgen über mit gleichmäßiger Energie, ohne dass ihr Blutzuckerspiegel wie üblich anstieg.

Es folgten Mittag- und Abendessen. Emma entdeckte die Freude am Kochen mit Vollwertkost und kreierte Gerichte wie den Quinoa-Tabouleh-Salat und das Auberginen-Linsen-Curry. Jedes Rezept war eine Offenbarung, voller Aromen und Texturen, die sie mit pflanzlichen Zutaten nie für möglich gehalten hätte. Noch wichtiger ist, dass sich diese Mahlzeiten nahtlos in ihren geschäftigen Lebensstil einfügen und beweisen, dass die Behandlung von Diabetes nicht bedeutet, stundenlang in der Küche zu verbringen oder auf Geschmack zu verzichten.

Als aus Wochen Monate wurden, bemerkte Emma tiefgreifende Veränderungen. Ihr Energieniveau war höher, ihr Blutzuckerspiegel stabiler und sie nahm sogar ein paar Pfund ab, ohne es zu versuchen. Freunde und Familie äußerten sich zu ihrem neuen Glanz und waren neugierig auf das Geheimnis hinter ihrer Verwandlung. Emma lächelte einfach und erzählte ihnen von ihrer Entdeckung des „Pflanzenkochbuchs für Diabetiker" und ermutigte sie, es selbst auszuprobieren.

Doch die Vorteile gingen über die körperliche Gesundheit hinaus. Emma fand beim Zubereiten ihrer Mahlzeiten ein Gefühl von Frieden und Zufriedenheit, eine Achtsamkeitspraxis, die sie mit dem Essen auf ihrem Teller und dessen Herkunft verband. Das Buch machte sie auch mit den ökologischen und ethischen Vorteilen einer pflanzlichen Ernährung vertraut und fügte ihren Ernährungsentscheidungen eine sinnvolle Ebene hinzu.

Ein Jahr später war Emmas Reise mit dem Kochbuch zu einem Eckpfeiler ihrer Diabetesbehandlung geworden. Sie beherrschte jedes Rezept, aber was noch wichtiger war: Sie hatte gelernt, auf ihren Körper zu hören und ihn mit dem zu nähren, was er wirklich brauchte. Ihre Geschichte, die sie in einem Blog veröffentlichte, in dem sie ihre Reise dokumentierte, inspirierte unzählige andere, die vor ähnlichen Herausforderungen standen. Emma wurde zum Beweis für die Kraft der Nahrung als Medizin und das transformative Potenzial einer pflanzlichen Ernährung.

„Plant-Based Cookbook for Diabetics: Quick and Easy Plant-Based Recipes" war für Emma mehr als nur ein Kochbuch; Es war ein Begleiter auf ihrem Weg zu einem gesünderen und glücklicheren Leben. Auf den Seiten fand sie nicht nur Rezepte, sondern auch einen Weg zum Wohlbefinden, der bewies, dass die Behandlung von Diabetes mit dem richtigen Ansatz sowohl köstlich als auch erfüllend sein kann.

DIE VORTEILE EINER PFLANZLICHEN ERNÄHRUNG FÜR DIABETIKER

Pflanzenbasierte Ernährung ist vor allem reich an essentiellen Nährstoffen, die für jeden, insbesondere für Diabetiker, von Vorteil sind. Diese Lebensmittel sind reich an Vitaminen, Mineralien und Antioxidantien, die eine entscheidende Rolle bei der Aufrechterhaltung einer optimalen Gesundheit und der Vorbeugung von Komplikationen im Zusammenhang mit Diabetes spielen. Beispielsweise sind Blattgemüse und Vollkorn ausgezeichnete Quellen für Magnesium, ein Mineral, das für den Glukosestoffwechsel von zentraler Bedeutung ist und die Insulinsensitivität verbessert. Einer der Hauptvorteile einer pflanzlichen Ernährung ist ihr hoher Ballaststoffgehalt. Ballaststoffe, insbesondere lösliche Ballaststoffe, tragen maßgeblich zur Verlangsamung der Glukoseaufnahme in den Blutkreislauf bei und sorgen so für einen stabileren und allmählicheren Anstieg des Blutzuckerspiegels. Lebensmittel wie Hülsenfrüchte, Hafer und Leinsamen können diesen Prozess erheblich unterstützen und sind daher für Diabetiker von unschätzbarem Wert. Darüber hinaus fördern Ballaststoffe das Sättigungsgefühl und reduzieren die Gesamtkalorienaufnahme, was sich positiv auf die Gewichtskontrolle, einen wichtigen Aspekt der Diabeteskontrolle, auswirken kann.

Pflanzliche Ernährung zeichnet sich auch durch eine geringere Aufnahme gesättigter Fette und eine höhere Aufnahme gesunder Fette aus, wie zum Beispiel einfach ungesättigte und mehrfach ungesättigte Fette, die in Avocados, Nüssen und Samen enthalten sind. Diese Fette sind wichtig für die Herzgesundheit, was besonders für Diabetiker wichtig ist, da bei dieser Bevölkerungsgruppe das Risiko für Herz-Kreislauf-Erkrankungen höher ist. Durch die Aufnahme dieser gesunden Fette können Einzelpersonen ihre Lipidprofile verbessern, den Spiegel des schädlichen LDL-Cholesterins senken und gleichzeitig das herzschützende HDL-Cholesterin steigern. Gewichtskontrolle ist ein entscheidender Aspekt bei der Behandlung von Diabetes, und eine pflanzliche Ernährung bietet einen natürlichen Weg, dieses Ziel zu erreichen. Der hohe Ballaststoffgehalt und die geringere Kaloriendichte pflanzlicher Lebensmittel tragen dazu bei, dass sich Menschen über einen längeren Zeitraum satt fühlen und die Kalorienaufnahme auf natürliche Weise reduziert wird, ohne dass Kalorien gezählt werden müssen. Dies kann zu einer nachhaltigen Gewichtsabnahme und -erhaltung führen, was für die Verbesserung der Insulinsensitivität und die Verringerung des Risikos einer Progression von Typ-2-Diabetes von entscheidender Bedeutung ist. Die Umstellung auf eine pflanzliche Ernährung kann die Insulinsensitivität verbessern, einen entscheidenden Faktor bei der Diabetesbehandlung. Die Kombination aus reduzierter Aufnahme von gesättigten Fettsäuren, mehr Ballaststoffen und einer insgesamt geringeren Kalorienaufnahme kann dazu beitragen, die Insulinresistenz umzukehren, einen Zustand, bei dem die Körperzellen nicht effektiv auf Insulin reagieren, was zu einem erhöhten Blutzuckerspiegel führt.

Pflanzen sind dank ihres hohen Gehalts an sekundären Pflanzenstoffen und Antioxidantien wie Flavonoiden und Carotinoiden für ihre antioxidativen und entzündungshemmenden Eigenschaften bekannt. Diese Verbindungen können oxidativen Stress und Entzündungen bekämpfen, die beide mit der Entstehung und dem Fortschreiten von Diabetes und seinen Komplikationen zusammenhängen. Durch die Linderung dieser Erkrankungen können sich Einzelpersonen vor häufigen diabetischen Komplikationen wie Neuropathie, Retinopathie und Nierenerkrankungen schützen. Eine pflanzliche Ernährung kann aufgrund ihres hohen Ballaststoffgehalts auch tiefgreifende Auswirkungen auf die Darmgesundheit haben. Ballaststoffe wirken als Präbiotikum und ernähren die nützlichen Bakterien im Darmmikrobiom. Ein gesundes und vielfältiges Mikrobiom wird mit einem verbesserten Glukosestoffwechsel und einer verringerten Entzündung in Verbindung gebracht, was das Diabetes-Management und die allgemeine Gesundheit weiter verbessert.

Über die persönliche Gesundheit hinaus trägt die Einführung einer pflanzlichen Ernährung zur Umweltverträglichkeit und zum Tierschutz bei. Die Produktion pflanzlicher Lebensmittel erfordert im Allgemeinen weniger natürliche Ressourcen wie Wasser und Land und stößt im Vergleich zu tierischen Lebensmitteln weniger Treibhausgase aus.

DIABETES VERSTEHEN: BLUTZUCKER DURCH ERNÄHRUNG BEHANDELN

Die Kontrolle des Blutzuckerspiegels durch Ernährungsgewohnheiten ist eine Grundstrategie zur Kontrolle von Diabetes und zum Schutz vor den damit verbundenen Risiken. Dieser Ansatz erfordert ein differenziertes Verständnis darüber, wie verschiedene Lebensmittel den Glukosespiegel im Blutkreislauf beeinflussen, gepaart mit der Verpflichtung, fundierte Ernährungsentscheidungen zu treffen. Der Kern dieser Methode liegt in ihrer Einfachheit und Wirksamkeit und bietet einen Weg zu einer verbesserten Gesundheit, ohne allein auf Medikamente angewiesen zu sein.

Im Mittelpunkt des Ernährungsmanagements zur Blutzuckerkontrolle steht die Auswahl von Nahrungsmitteln, die einen minimalen Einfluss auf die glykämische Variabilität haben. Komplexe Kohlenhydrate, die sich von ihren einfachen Gegenstücken durch ihre molekulare Struktur unterscheiden, werden langsamer verdaut und verhindern so abrupte Glukosespitzen. Ballaststoffreiche Quellen wie Vollkornprodukte, Hülsenfrüchte und Gemüse sind Beispiele für die ideale Wahl. Die Rolle der Ballaststoffe geht über die bloße Erleichterung der Verdauung hinaus. Es mildert die Aufnahme von Zucker und trägt zu einer stetigen, allmählichen Freisetzung von Glukose bei, wodurch das Gleichgewicht des Blutzuckerspiegels aufrechterhalten wird.

Die Proteinaufnahme verstärkt diesen stabilisierenden Effekt zusätzlich. Die Einbeziehung magerer Proteine in Mahlzeiten sorgt nicht nur für ein Sättigungsgefühl, sondern trägt auch dazu bei, die glykämischen Reaktionen nach dem Verzehr zu mildern. Die Auswahl reicht von pflanzlichen Quellen wie Tofu, Linsen und Kichererbsen bis hin zu mageren tierischen Proteinen wie Fisch und Huhn. Eine entscheidende Rolle in diesem Gleichgewicht spielen Fette, insbesondere die ungesättigten Fette, die in Nüssen, Samen, Olivenöl und Avocados vorkommen. Sie tragen zum Sättigungsgefühl bei, verlangsamen den gesamten Verdauungsprozess und unterstützen so die allmähliche Aufnahme von Zucker.

Die Portionskontrolle erweist sich als entscheidende Komponente bei der Steuerung der Nahrungsaufnahme und hat direkten Einfluss auf den Blutzuckerspiegel. Der Verzehr von Mahlzeiten und Snacks in gleichmäßigen, abgemessenen Mengen über den Tag verteilt sorgt für eine gleichmäßige Energieversorgung und beugt Höhen und Tiefen vor, die mit unregelmäßigen Essgewohnheiten einhergehen. Diese Konsistenz trägt dazu bei, den Glukosespiegel innerhalb eines Zielbereichs zu halten und verringert so das Risiko einer Hyperglykämie und Hypoglykämie.

Das Konzept des glykämischen Index (GI) bietet ein wertvolles Hilfsmittel bei der Auswahl von Lebensmitteln, die zur Blutzuckerkontrolle beitragen. Der GI misst, wie schnell ein Lebensmittel den Blutzuckerspiegel ansteigen lässt. Lebensmittel mit niedrigem GI, wie Gerste, Linsen und nicht stärkehaltiges Gemüse, sind für die Aufrechterhaltung stabiler Glukosewerte vorzuziehen. Die Einbeziehung dieser Lebensmittel in die täglichen Mahlzeiten kann im Laufe der Zeit zu einer deutlichen Verbesserung der Blutzuckerkontrolle führen.

Flüssigkeitszufuhr spielt eine oft übersehene, aber entscheidende Rolle bei der Kontrolle des Blutzuckers. Eine ausreichende Wasseraufnahme erleichtert die Fähigkeit der Nieren, überschüssige Glukose über den Urin auszuspülen. Darüber hinaus wird durch die Wahl von Wasser gegenüber zuckerhaltigen Getränken die unnötige Zuckeraufnahme vermieden, was sich direkt auf das Glukosemanagement auswirkt.

Änderungen des Lebensstils, die mit Ernährungsumstellungen einhergehen, verbessern die Blutzuckerkontrolle erheblich. Regelmäßige körperliche Aktivität verbessert beispielsweise die Insulinsensitivität und ermöglicht es dem Körper, Glukose effektiver zu verwerten. Stressbewältigungstechniken wie Achtsamkeit und Meditation tragen ebenfalls zur Stabilisierung des Blutzuckers bei, indem sie stressbedingte Glukoseschwankungen abmildern.

TIPPS FÜR SCHNELLES UND EINFACHES KOCHEN AUF PFLANZLICHER BASIS

Erstens ist es von unschätzbarem Wert, die Kunst der Essenszubereitung zu beherrschen. Wenn Sie jede Woche ein paar Stunden für die Zubereitung der Zutaten einplanen, kann das tägliche Kochen erheblich rationalisiert werden. Dies kann das Waschen und Zerkleinern von Gemüse, das Kochen einer Portion Vollkornprodukte wie Quinoa oder brauner Reis und das Vorkochen von Hülsenfrüchten umfassen. Wenn Sie diese Grundnahrungsmittel zum Mitnehmen bereithalten, sparen Sie nicht nur Zeit, sondern vereinfachen auch die Zubereitung Ihrer Mahlzeiten während der Woche.

Die Investition in eine gut gefüllte Speisekammer ist ein weiterer Grundstein für effizientes Kochen auf pflanzlicher Basis. Zu den Grundnahrungsmitteln gehören verschiedene Gewürze und Kräuter, die entscheidend dazu beitragen, den Gerichten Tiefe und Vielfalt zu verleihen, ohne dass aufwändige Rezepte erforderlich sind. Wenn Sie sich mit Bohnenkonserven, Linsen, Vollkornprodukten, Nüssen, Samen und einer Auswahl an Essigen und Ölen eindecken, ist eine nahrhafte Mahlzeit immer in Reichweite.

Der Einsatz von Küchengeräten kann die Kochzeit drastisch verkürzen und gleichzeitig den Geschmack und den Nährstoffgehalt von Mahlzeiten verbessern. Hochgeschwindigkeitsmixer bereiten Smoothies, Suppen und Saucen in wenigen Minuten zu. Schongarer und Schnellkochtöpfe bieten den Komfort, Mahlzeiten wie Eintöpfe und Currys nach dem „Set-and-Forget"-Prinzip mit minimalem Eingriff perfekt zuzubereiten.

Das Erkunden der Welt der Ein-Pfannen- und Ein-Topf-Rezepte kann sowohl die Koch- als auch die Reinigungszeit weiter verkürzen. Diese Rezepte maximieren die Effizienz, indem sie ein einziges Gefäß zum Garen einer gesamten Mahlzeit verwenden, die Aromen wunderbar vermischen und gleichzeitig den Reinigungsaufwand in der Küche reduzieren. Von Bratpfannen-Tacos bis hin zu One-Pot-Nudelgerichten – die Auswahl ist grenzenlos und ausnahmslos sättigend.

Beim Batch-Kochen handelt es sich um eine Erweiterung der Essenszubereitung, bei der es darum geht, große Mengen eines Gerichts zuzubereiten, das über mehrere Mahlzeiten hinweg genossen werden kann. Dieser Ansatz ist besonders effektiv bei Suppen, Eintöpfen und Aufläufen, die oft am nächsten Tag besser schmecken, wenn die Aromen Zeit haben, sich zu vermischen. Das Einfrieren von Portionen sorgt dafür, dass eine Vielfalt an Fertiggerichten zur Verfügung steht, und verringert so die Versuchung, sich für weniger gesunde Fertiggerichte zu entscheiden.

Auch die Einbeziehung von Rohkost in die Ernährung kann Zeit sparen. Salate, frisches Obst und rohe Gemüsesnacks erfordern keine Kochzeit und bieten eine Fülle an Nähr- und Ballaststoffen. Die Kombination mit einem hausgemachten Dressing oder Dip ergibt eine schnelle, erfrischende und sättigende Mahlzeit.   Für effizientes Kochen auf pflanzlicher Basis ist ein flexibler Rezeptansatz von entscheidender Bedeutung. Wenn Sie lernen, Zutaten je nach Verfügbarkeit oder Saison zu ersetzen, reduzieren Sie nicht nur den Abfall, sondern fördern auch die Kreativität in der Küche. Diese Flexibilität stellt sicher, dass die Essenszubereitung nicht durch das Fehlen einer bestimmten Zutat behindert wird.

Schließlich kann die Akzeptanz der Einfachheit die ultimative Zeitersparnis sein. Nicht jede Mahlzeit muss ein kulinarisches Meisterwerk sein. Einfache Gerichte, bei denen der natürliche Geschmack frischer, vollwertiger Lebensmittel im Vordergrund steht, können sowohl sättigend als auch schnell zubereitet sein. Eine Getreideschüssel zum Beispiel kombiniert eine Getreidebasis, verschiedene Gemüsesorten, eine Proteinquelle wie Tofu oder Tempeh und ein einfaches Dressing und bietet so eine ausgewogene Mahlzeit mit minimalem Aufwand.

So füllen Sie Ihre Speisekammer für den Erfolg

Der Grundstein für eine gut ausgestattete Speisekammer beginnt mit Vollkornprodukten. Quinoa, brauner Reis, Hafer und Gerste sind eine reichhaltige Quelle an Ballaststoffen, Vitaminen und Mineralien und dienen als Grundlage für eine Vielzahl von Gerichten, vom Morgenbrei bis hin zu herzhaften Abendessenschüsseln. Ihre Vielseitigkeit und ihr Nährwertprofil machen sie unverzichtbar. Durch die Einbeziehung einer Vielzahl dieser Getreidearten bleiben die Mahlzeiten interessant und ernährungsphysiologisch ausgewogen.

Als nächstes kommen Hülsenfrüchte und Bohnen, die ein Kraftpaket aus Proteinen, Ballaststoffen und essentiellen Nährstoffen liefern, die für Energie und allgemeine Gesundheit unerlässlich sind. Schwarze Bohnen, Linsen, Kichererbsen und Kidneybohnen können entweder getrocknet oder in Dosen gelagert werden. Der Komfort von Bohnenkonserven kann an anstrengenden Tagen lebensrettend sein, während getrocknete Bohnen eine wirtschaftliche und abfallreduzierende Option für diejenigen bieten, die mehr Zeit zum Einweichen und Kochen haben.

Nüsse und Samen, darunter Mandeln, Walnüsse, Chiasamen und Leinsamen, eignen sich nicht nur perfekt zum Knabbern, sondern verleihen Salaten, Joghurts und Backwaren auch eine knackige und nahrhafte Note. Diese kleinen, aber feinen Grundnahrungsmittel sind reich an gesunden Fetten und für die Gesundheit des Gehirns und die Aufrechterhaltung des Energieniveaus den ganzen Tag über unerlässlich.

Eine gut gefüllte Speisekammer wäre ohne eine umfangreiche Auswahl an Gewürzen und Kräutern nicht vollständig. Kurkuma, Kreuzkümmel, Chilipulver, Basilikum und Thymian erwecken Mahlzeiten nicht nur mit ihren lebendigen Aromen zum Leben, sondern verfügen auch über entzündungshemmende und antioxidative Eigenschaften.

Diese Elemente ermöglichen kulinarische Kreativität und die Möglichkeit, Gerichten globale Aromen zu verleihen, ohne die Küche zu verlassen.

Öle und Essige bilden die Grundlage für einfache, aber geschmackvolle Dressings und Kochzutaten. Olivenöl, das für seine herzgesunden Fette bekannt ist, und Kokosnussöl mit seinem hohen Rauchpunkt sind vielseitige Optionen für Dressings, Braten und Backen. Balsamico-, Apfelessig- und Rotweinessig können Salate und Marinaden mit ihrer säuerlichen Helligkeit aufwerten.

Süßstoffe und Gewürze sollten mit Rücksicht auf natürliche und weniger verarbeitete Optionen ausgewählt werden. Roher Honig, reiner Ahornsirup und Tamari können Gerichten Tiefe und Süße verleihen, ohne dass raffinierter Zucker erforderlich ist. Senf, Nährhefe und natürliche Nussbutter sorgen ebenfalls für einen Geschmacksschub und tragen gleichzeitig zum Nährwert der Mahlzeiten bei.

Die Einbeziehung von ganzen, unverarbeiteten Lebensmitteln wie Trockenfrüchten, Algen und Vollkornnudeln erweitert die Vielfalt der Speisekammer und ermöglicht ein breiteres Spektrum an Nährstoffen und Texturen in den Mahlzeiten. Diese Komponenten tragen nicht nur zur Schaffung ausgewogener Gerichte bei, sondern sorgen auch dafür, dass der Körper eine breite Palette an Vitaminen, Mineralien und anderen nützlichen Verbindungen erhält.

Wenn Sie Ihre Speisekammer mit diesen wichtigen Dingen ausstatten, wird sie zu einer Fundgrube an Zutaten, die bereit sind, in nahrhafte Mahlzeiten verwandelt zu werden. Diese Zubereitung erleichtert nicht nur die Planung und Zubereitung von Mahlzeiten, sondern stellt auch sicher, dass die Ernährungsgewohnheiten auf die Gesundheitsziele abgestimmt sind. Eine gut gefüllte Speisekammer ist die Geheimwaffe auf der Suche nach einer ausgewogenen, lebendigen Ernährung und legt den Grundstein für kulinarischen Erfolg und einen gesünderen Lebensstil.

KAPITEL 1: FRÜHSTÜCKSFRÜHSTÜCKE

ÜBERNACHTUNG CHIA-SAMEN-PUDDING MIT BEEREN

ZUTATEN:

- 1/4 Tasse Chiasamen
- 1 Tasse ungesüßte Mandelmilch
- 1/2 Teelöffel Vanilleextrakt
- 1 Esslöffel Ahornsirup (optional)
- 1/2 Tasse gemischte Beeren (frisch oder gefroren)
- Eine Prise Salz

ANWEISUNGEN:

1. In einer mittelgroßen Schüssel Chiasamen, Mandelmilch, Vanilleextrakt, Ahornsirup (falls verwendet) und eine Prise Salz gut verrühren.

2. Decken Sie die Schüssel mit einem Deckel oder einer Plastikfolie ab und stellen Sie sie über Nacht oder mindestens 6 Stunden in den Kühlschrank, bis die Chiasamen die Flüssigkeit aufgesogen haben und die Mischung eine puddingartige Konsistenz hat.

3. Vor dem Servieren den Pudding umrühren, um die Konsistenz zu prüfen. Wenn es zu dick ist, fügen Sie noch etwas Mandelmilch hinzu, um die gewünschte Konsistenz zu erreichen.

4. Den Pudding in Schüsseln oder Gläsern servieren und mit den gemischten Beeren garnieren.

KOCHZEIT: 5 Minuten Zubereitung; mindestens 6 Stunden im Kühlschrank.

PORTIONSGRÖSSE: 2 Portionen.

Nährwert (pro Portion).):

- Kalorien: 150
- Protein: 4g
- Kohlenhydrate: 19g
Fett: 7g
- Faser: 9g
- Zucker: 5g (ohne Ahornsirup)

Anmerkungen:

Überwachung:

Fortschrittsbericht:

SPINAT-PILZE-TOFU-RÜHREI

ZUTATEN:

- 1 Block (14 oz) fester Tofu, gepresst und zerkrümelt
- 1 Esslöffel Olivenöl
- 1/2 Zwiebel, gewürfelt
- 2 Knoblauchzehen, gehackt
- 1 Tasse Champignons, in Scheiben geschnitten
- 2 Tassen Spinat, grob gehackt
- 1/4 Teelöffel Kurkumapulver
- 1 Esslöffel Nährhefe
- Salz und Pfeffer nach Geschmack
- 1/4 Tasse ungesüßte Mandelmilch (optional für Cremigkeit)

ANWEISUNGEN:

1. Olivenöl in einer großen Pfanne bei mittlerer Hitze erhitzen. Zwiebel und Knoblauch hinzufügen und anbraten, bis sie glasig sind und duften.
2. Die Pilze in die Pfanne geben und kochen, bis sie anfangen, ihre Feuchtigkeit abzugeben und leicht zu bräunen.
3. Zerkrümeln Sie den Tofu in der Pfanne und bestreuen Sie ihn mit Kurkuma, Nährhefe, Salz und Pfeffer. Gut umrühren und 5-7 Minuten kochen lassen, bis der Tofu durchgewärmt ist und anfängt zu bräunen.
4. Bei Verwendung die Mandelmilch hinzufügen, um die Cremigkeit zu erhöhen, und gut vermischen.
5. Den Spinat einrühren und kochen, bis er zusammenfällt.
6. Je nach Geschmack würzen und warm servieren.

KOCHZEIT: 20 Minuten.

PORTIONSGRÖSSE: 4 Portionen.

Nährwert (pro Portion)

- Kalorien: 180
- Protein: 12g
- Kohlenhydrate: 6g
- Fett: 13g
- Faser: 3g
- Zucker: 2g

Anmerkungen:

Überwachung

Fortschrittsbericht:

ZUTATEN:

- 1 Tasse Quinoa, gründlich abgespült
- 2 Tassen Mandelmilch, ungesüßt (plus etwas mehr zum Servieren)
- 1 großer Apfel, entkernt und gewürfelt
- 2 Teelöffel Zimt
- 1/4 Teelöffel Muskatnuss
- 2 Esslöffel Ahornsirup oder nach Geschmack
- 1/4 Tasse Rosinen (optional)
- 1/4 Tasse gehackte Walnüsse oder Mandeln
- Eine Prise Salz

ANWEISUNGEN:

1. In einem mittelgroßen Topf das abgespülte Quinoa und die Mandelmilch vermischen. Bei mittlerer bis hoher Hitze zum Kochen bringen.
2. Sobald das Quinoa kocht, reduzieren Sie die Hitze auf eine niedrige Stufe und lassen es ohne Deckel unter gelegentlichem Rühren etwa 15 bis 20 Minuten lang köcheln, bis die Quinoa weich ist und den größten Teil der Flüssigkeit aufgesogen hat.
3. Apfelwürfel, Zimt, Muskatnuss und eine Prise Salz unterrühren. Weitere 5 Minuten weiterkochen, oder bis die Apfelstücke weich sind.
4. Vom Herd nehmen. Ahornsirup und Rosinen (falls verwendet) unterrühren. Lassen Sie es einige Minuten ruhen, damit es leicht eindickt.
5. Warm servieren, garniert mit gehackten Nüssen und nach Wunsch mit einem Schuss Mandelmilch.

KOCHZEIT: Ungefähr 25–30 Minuten

PORTIONSGRÖSSE: Für 4 Personen

Nährwert (pro Portion)

- Kalorien: Ungefähr 250 kcal
- Protein: 6 g
- Ballaststoffe: 5 g
- Fett: 5 g (variiert je nach Nussauswahl)
- Kohlenhydrate: 45 g
- Natrium: 80 mg

Anmerkungen;

Überwachung

Fortschrittsbericht:

AVOCADO-TOAST MIT TOMATEN UND SPROSSEN

ZUTATEN:

- 2 Scheiben Vollkornbrot
- 1 reife Avocado
- 1 mittelgroße Tomate, in Scheiben geschnitten
- 1/2 Tasse Luzernensprossen (oder Sprossen Ihrer Wahl)
- 1 Esslöffel Zitronensaft
- Salz und Pfeffer nach Geschmack
- Rote Paprikaflocken (optional)
- Extra natives Olivenöl (zum Beträufeln)

ANWEISUNGEN:

1. Beginnen Sie damit, die Vollkornbrotscheiben auf den gewünschten Knusprigkeitsgrad zu rösten. Vollkornbrot wird wegen seines hohen Ballaststoffgehalts und Nährwerts ausgewählt und bietet eine herzhafte, sättigende Basis für den Belag.

2. Während das Brot röstet, halbieren Sie die Avocado und entfernen Sie den Kern. Das Fruchtfleisch in eine Schüssel geben. Zitronensaft, Salz und Pfeffer zur Avocado hinzufügen. Die Mischung mit einer Gabel zerdrücken, bis die gewünschte Konsistenz erreicht ist. Der Zitronensaft verleiht der Avocado eine pikante Note und verhindert gleichzeitig, dass sie braun wird.

3. Verteilen Sie die zerdrückte Avocado gleichmäßig auf den gerösteten Brotscheiben. Die cremige Avocado dient als reichhaltiger, aromatischer Aufstrich, der sowohl sättigend als auch herzgesund ist.

4. Die Tomatenscheiben auf der Avocado anrichten. Wählen Sie reife, saftige Tomaten für den besten Geschmacks- und Texturkontrast. Tomaten sind nicht nur köstlich, sondern auch eine großartige Quelle für die Vitamine C und K, Kalium und Folsäure.

5. Großzügig mit Luzernensprossen belegen. Sprossen sorgen für eine köstliche Knusprigkeit und sind voller Vitamine, Mineralien und Antioxidantien, was sie zu einem Superfood für sich macht.

6. Für den letzten Schliff mit roten Paprikaflocken bestreuen, um es etwas zu erhitzen (optional) und mit etwas nativem Olivenöl extra beträufeln, um ihm mehr Fülle und Geschmack zu verleihen.

7. Bei Bedarf mit einer zusätzlichen Prise Salz und Pfeffer abschmecken.

KOCHZEIT: 10 Minuten

PORTIONSGRÖSSE: Für 1–2 Personen

Nährwert (pro Portion)

- Kalorien: ca. 300–400 kcal (je nach Brot- und Avocadogröße)
- Protein: 9 g
- Ballaststoffe: 10 g
- Fett: 20 g (gesunde Fette aus Avocado und Olivenöl)
- Kohlenhydrate: 30 g
- Natrium: Variiert je nach Salzzusatz und Brotauswahl

Anmerkungen

Überwachung:

Fortschrittsbericht:

GRÜNE SMOOTHIE-SCHÜSSEL MIT NÜSSEN UND SAMEN

ZUTATEN:

- 1 Tasse frische Spinatblätter
- 1/2 Tasse gefrorene Mangostücke
- 1/2 Tasse gefrorene Ananasstücke
- 1 kleine Banane
- 1/2 Avocado
- 1 Tasse Mandelmilch (oder eine beliebige pflanzliche Milch Ihrer Wahl)
- 2 Esslöffel Chiasamen
- 1 Esslöffel Leinsamen
- Eine Handvoll gemischte Nüsse (Mandeln, Walnüsse und Cashewnüsse)
- Eine Prise Kürbiskerne
- Eine Prise Sonnenblumenkerne
- Optionale Toppings: geschnittene Früchte (Kiwi, Beeren, Banane), Kokosflocken, Müsli oder ein Schuss Honig oder Ahornsirup für zusätzliche Süße

ANWEISUNGEN:

1. Basis mixen: In einem Mixer Spinat, gefrorene Mango, gefrorene Ananas, Banane, Avocado und Mandelmilch vermischen. Bei hoher Geschwindigkeit mixen, bis eine glatte und cremige Masse entsteht. Passen Sie die Dicke an, indem Sie bei Bedarf mehr Mandelmilch hinzufügen.

2. Bereiten Sie die Toppings vor: Während die Basis gemischt wird, hacken Sie die gemischten Nüsse grob, um die Konsistenz zu verbessern. Wenn Sie zusätzliche Fruchtbeläge verwenden, schneiden Sie diese ebenfalls in Scheiben.

3. Schüssel zusammenbauen: Gießen Sie die Smoothie-Mischung in eine Schüssel. Glätten Sie die Oberseite mit einem Löffel.

4. Toppings hinzufügen: Die Chia- und Leinsamen gleichmäßig über die Smoothie-Basis streuen. Die gehackten Nüsse, Kürbiskerne und Sonnenblumenkerne hinzufügen. Ordnen Sie alle weiteren Beläge, die Sie verwenden, darauf an.

5. Sofort servieren: Genießen Sie Ihre grüne Smoothie-Bowl sofort für die beste Textur und den besten Geschmack.

KOCHZEIT: 10 Minuten

SERVIERGRÖSSE:

Dieses Rezept reicht für 1 Person. Wenn Sie sich auf mehr vorbereiten, multiplizieren Sie einfach die Zutaten entsprechend.

NÄHRWERT:

- Kalorien: 450–600 kcal (variiert je nach Belag und genauen Zutatenmengen)
- Protein: 10-15 Gramm
- Fett: 20–30 Gramm (hauptsächlich aus Nüssen, Samen und Avocado, die gesunde Fette liefern)
- Kohlenhydrate: 50-70 Gramm
- Ballaststoffe: 15–20 Gramm
- Vitamin C: Hoch (dank Mango, Ananas und optionalen Kiwi-/Beeren-Toppings)
- Vitamin K: Hoch (aus Spinat)
- Folat, Magnesium, Kalium und andere essentielle Nährstoffe sind dank der Vielfalt der verwendeten Früchte, Gemüse, Nüsse und Samen ebenfalls in erheblichen Mengen vorhanden.

Anmerkungen:

Überwachung :

Fortschrittsbericht:

KAPITEL 2: LEICHTE HÜSSE UND SNACKS

PLATTE MIT HUMMUS UND GEMÜSE-CRUDITEN

ZUTATEN:

-FÜR DEN HUMMUS:
- 1 Dose (15 oz) Kichererbsen, abgetropft und abgespült
- 1/4 Tasse Tahini (Sesampaste)
- 2 Esslöffel Olivenöl
- 2 Esslöffel frischer Zitronensaft
- 1-2 Knoblauchzehen, gehackt
- Salz und Pfeffer nach Geschmack
- Optional: 1/2 Teelöffel gemahlener Kreuzkümmel, Paprika oder ein paar Zweige frische Petersilie zum Garnieren

-FÜR DIE CRUDITEN:
- Verschiedene frische Gemüsesorten, gewaschen und in mundgerechte Stücke geschnitten. Zu den beliebten Optionen gehören:
- Karottenstifte
- Gurkenscheiben
- Paprikastreifen (rot, gelb, grün)
- Kirschtomaten
- Brokkoliröschen
- Blumenkohlröschen
- Radieschen
- Zuckererbsen oder grüne Bohnen

ANWEISUNGEN:

1. Hummus zubereiten: In einer Küchenmaschine Kichererbsen, Tahini, Olivenöl, Zitronensaft, gehackten Knoblauch und optionale Gewürze (Kreuzkümmel, Paprika) vermischen. Alles glatt rühren. Wenn der Hummus zu dick ist, fügen Sie etwas Wasser oder mehr Zitronensaft hinzu, um die gewünschte Konsistenz zu erreichen. Mit Salz und Pfeffer abschmecken. In eine Servierschüssel geben und nach Belieben mit etwas mehr Olivenöl beträufeln und zum Garnieren Paprika oder Petersilie darüber streuen.

2. Bereiten Sie das Gemüse vor: Während der Hummus mixt, bereiten Sie Ihr Gemüse vor, indem Sie es waschen und je nach Bedarf in Stifte oder Röschen schneiden. Achten Sie auf eine Vielfalt an Farben und Texturen, um die Platte optisch ansprechend zu gestalten.

3. Stellen Sie die Platte zusammen: Ordnen Sie das Gemüse rund um die Hummusschüssel auf einer großen Platte an. Sie können sie nach Farben gruppieren oder für einen lässigeren Look mischen. Achten Sie auf ein ausgewogenes Verhältnis verschiedener Gemüsesorten, um den besten optischen Effekt und die beste Geschmacksvielfalt zu erzielen.

4. Servieren: Stellen Sie die Platte mit kleinen Tellern, Servietten und optionalen Servierutensilien auf den Tisch. Gäste können sich selbst bedienen, indem sie das Gemüse direkt in den Hummus tauchen.

SERVIERGRÖSSE:

- Dieses Rezept reicht als Vorspeise für 4-6 Personen. Passen Sie die Menge der Zutaten proportional an, wenn Sie eine größere oder kleinere Gruppe bewirten.

NÄHRWERT:

Eine Portion dieser Hummus- und Gemüse-Crudité-Platte (basierend auf 6 Portionen) enthält ungefähr:

- Kalorien: 150-200 kcal
- Protein: 5-7 Gramm
- Fett: 10-12 Gramm (hauptsächlich gesunde Fette aus Olivenöl und Tahini)
- Kohlenhydrate: 13-18 Gramm
- Ballaststoffe: 4-6 Gramm
- Vitamine und Mineralien: Unter anderem reich an Vitamin A (aus Karotten), Vitamin C (aus Paprika und Brokkoli), Eisen und Kalzium (aus Kichererbsen und Tahini).

Anmerkungen:

Überwachung:

____

____

____

____

____

Fortschrittsbericht:

____

____

____

____

____

Gebackene Grünkohlchips

ZUTATEN:

- 1 Bund Grünkohl (ca. 10 bis 12 Unzen)
- 1 bis 2 Esslöffel Olivenöl
- Salz nach Geschmack
- Optionale Gewürze: Knoblauchpulver, geräuchertes Paprikapulver, Nährhefe oder Chilipulver für zusätzlichen Geschmack

ANWEISUNGEN:

1. Den Ofen vorheizen: Beginnen Sie damit, Ihren Ofen auf 300°F (150°C) vorzuheizen. Diese niedrige Temperatur hilft dabei, den Grünkohl langsam zu dehydrieren, sodass er knusprig wird, ohne zu verbrennen.

2. Bereiten Sie den Grünkohl vor: Waschen Sie die Grünkohlblätter und trocknen Sie sie gründlich mit einer Salatschleuder ab oder tupfen Sie sie mit Handtüchern trocken. Entfernen Sie die Blätter von den zähen Stielen und reißen Sie sie in mundgerechte Stücke.

3. Den Grünkohl würzen: Die Grünkohlstücke in eine große Schüssel geben. Mit Olivenöl beträufeln und mit Salz und anderen Gewürzen bestreuen. Massieren Sie das Öl und die Gewürze mit den Händen in den Grünkohl ein und achten Sie darauf, dass jedes Stück leicht, aber gleichmäßig bedeckt ist.

4. Den Grünkohl anrichten: Zum leichteren Reinigen ein Backblech mit Backpapier auslegen. Verteilen Sie die Grünkohlstücke in einer Schicht auf dem Backblech und achten Sie darauf, dass sie sich nicht überlappen, um ein gleichmäßiges Backen zu ermöglichen.

5. Backen: Im vorgeheizten Ofen 20 bis 25 Minuten backen oder bis die Grünkohlchips knusprig und an den Rändern leicht golden sind. Es ist eine gute Idee, sie zu überprüfen und nach der Hälfte der Backzeit vorsichtig umzurühren, um eine gleichmäßige Knusprigkeit zu gewährleisten.

6. Abkühlen und servieren: Lassen Sie die Grünkohlchips einige Minuten auf dem Backblech abkühlen; Sie werden beim Abkühlen immer knuspriger. Nach dem Abkühlen in eine Schüssel umfüllen und sofort genießen, um die beste Konsistenz zu erhalten.

SERVIERGRÖSSE:

- Dieses Rezept ergibt etwa 4 Portionen. Grünkohl verkleinert sich beim Backen erheblich, so dass eine scheinbar große Menge roher Grünkohl schrumpft.

NÄHRWERT:

- Kalorien: 50-80 kcal
- Protein: 2-3 Gramm
- Fett: 3-5 Gramm (hauptsächlich gesunde Fette aus Olivenöl)
- Kohlenhydrate: 5-8 Gramm
- Ballaststoffe: 1-2 Gramm
- Vitamine und Mineralien: Reich an Vitamin A, Vitamin C, Vitamin K, Eisen und Kalzium

Anmerkungen:

Überwachung:

Fortschrittsbericht:

ZUTATEN:

- 12 Mini-Paprika, halbiert und entkernt
- 1 Tasse Frischkäse, weich
- 1 Tasse geriebener Käse (Cheddar, Mozzarella oder eine Mischung eignet sich gut)
- 1/2 Tasse gekochter Quinoa oder Reis (optional, für zusätzliche Textur und Nährstoffe)
- 1/4 Tasse fein gehackte Zwiebeln
- 1/4 Tasse gehackte frische Kräuter (wie Petersilie, Koriander oder Schnittlauch)
- 2 Knoblauchzehen, gehackt
- Salz und Pfeffer nach Geschmack
- Optional für zusätzliches Protein: 1/2 Tasse gekochter und zerbröckelter Speck, Hackfleisch oder eine vegetarische Alternative

ANWEISUNGEN:

1. Den Ofen vorheizen: Beginnen Sie damit, Ihren Ofen auf 375 °F (190 °C) vorzuheizen. Bei dieser Temperatur können die Paprikaschoten perfekt garen und gleichzeitig die Füllzutaten miteinander verschmelzen.

2. Bereiten Sie die Füllung vor: Kombinieren Sie in einer großen Schüssel Frischkäse, geriebenen Käse, gekochtes Quinoa oder Reis (falls verwendet), Zwiebeln, Kräuter, Knoblauch und optionales Protein Ihrer Wahl. Mit Salz und Pfeffer würzen und gut vermischen.

3. Paprika füllen: Nehmen Sie jede Mini-Paprikahälfte und füllen Sie sie mit der Käsemischung. Achten Sie darauf, dass sie großzügig gefüllt ist. Ordnen Sie die gefüllten Paprikaschoten auf einem mit Backpapier ausgelegten oder leicht gefetteten Backblech an, damit sie nicht kleben bleiben.

4. Backen: Legen Sie das Backblech in den vorgeheizten Ofen und backen Sie es etwa 20 bis 25 Minuten lang oder bis die Paprikaschoten weich sind und die Füllung oben Blasen und eine goldene Farbe hat.

5. Servieren: Lassen Sie die gefüllten Mini-Paprika vor dem Servieren einige Minuten abkühlen. Sie können warm oder bei Zimmertemperatur genossen werden und sind somit eine vielseitige Option für jeden Anlass.

SERVIERGRÖSSE:

- Dieses Rezept ergibt 24 gefüllte Mini-Paprikahälften und reicht als Vorspeise für etwa 8 Personen.

NÄHRWERT:

Der Nährwert gefüllter Mini-Paprika kann je nach den verwendeten Zutaten variieren. Eine allgemeine Schätzung pro Portion (3 gefüllte Hälften) könnte jedoch Folgendes umfassen:

- Kalorien: 150-200 kcal
- Protein: 5-8 Gramm
- Fett: 12–15 Gramm (hauptsächlich aus Frischkäse und geriebenem Käse, bietet eine gute Menge an gesunden Fetten)
- Kohlenhydrate: 9-12 Gramm
- Ballaststoffe: 1-2 Gramm

- Vitamine und Mineralien: Reich an Vitamin C (aus der Paprika), Kalzium (aus dem Käse) und verschiedenen B-Vitaminen (je nach Füllung)

Anmerkungen:

Überwachung:

Fortschrittsbericht:

WÜRZIGE EDAMAME-SCHULTEN

ZUTATEN:

- 1 Pfund gefrorene Edamame-Schoten
- 1 Esslöffel Olivenöl oder Sesamöl
- 1-2 Teelöffel Chiliflocken (je nach Schärfewunsch anpassen)
- 1 Teelöffel Knoblauchpulver oder gehackter frischer Knoblauch
- 1 Esslöffel Sojasauce oder Tamari für eine glutenfreie Variante
- 1 Teelöffel Sesam (optional, zum Garnieren)
- Salz nach Geschmack
- Ein Spritzer Limettensaft (optional, für zusätzliche Würze)

ANWEISUNGEN:

1. Edamame kochen: Beginnen Sie mit dem Kochen der Edamame-Schoten gemäß der Packungsanleitung. Dazu werden sie typischerweise 5 bis 6 Minuten lang in Salzwasser gekocht oder gedämpft, bis sie zart, aber noch leicht knusprig sind.

2. Bereiten Sie die würzige Mischung zu: Während das Edamame kocht, erhitzen Sie das Oliven- oder Sesamöl in einer großen Pfanne bei mittlerer Hitze. Fügen Sie die Chiliflocken und den Knoblauch hinzu und braten Sie sie etwa 1 Minute lang an, bis sie duften. Achten Sie darauf, den Knoblauch nicht zu verbrennen.

3. Kombinieren Sie Edamame und die würzige Mischung: Sobald das Edamame gekocht und abgetropft ist, geben Sie es mit der würzigen Mischung in die Pfanne. Gut umrühren, um sicherzustellen, dass alle Schoten gleichmäßig bedeckt sind. Mit Sojasauce oder Tamari beträufeln und nochmals vermengen.

4. Garnieren und servieren: Streuen Sie Sesamsamen über das Edamame, um ihm einen zusätzlichen Hauch von Geschmack und Textur zu verleihen. Fügen Sie nach Wunsch einen Spritzer Limettensaft für einen pikanten Abgang hinzu. Servieren Sie die würzigen Edamame-Schoten warm oder bei Zimmertemperatur.

SERVIERGRÖSSE:

- Dieses Rezept reicht als Vorspeise oder Snack für 4 Personen.

NÄHRWERT:

Eine Portion würzige Edamame-Schoten (1/4 des Gesamtrezepts) enthält ungefähr:

- Kalorien: 150-200 kcal
- Protein: 12-18 Gramm
- Fett: 8–12 Gramm (hauptsächlich gesunde Fette aus dem Öl und Edamame selbst)
- Kohlenhydrate: 9-13 Gramm
- Ballaststoffe: 4-6 Gramm
- Vitamine und Mineralien: Reich an Vitamin K, Folsäure, Eisen, Magnesium und verschiedenen anderen für die Gesundheit wichtigen Nährstoffen.

Anmerkungen:

Überwachung:

Fortschrittsbericht:

ZUTATEN:

- 2 mittelgroße Süßkartoffeln, geschält und gewürfelt
- 1 Dose (15 oz) schwarze Bohnen, abgetropft und abgespült
- 1 Teelöffel Kreuzkümmel
- 1/2 Teelöffel Chilipulver
- 1/2 Teelöffel Knoblauchpulver
- Salz und Pfeffer nach Geschmack
- 1/2 Tasse Maiskörner (gefroren, aus der Dose oder frisch)
- 1/4 Tasse gehackter frischer Koriander
- Saft von 1 Limette
- 1/2 Tasse geriebener Käse (vegan oder normal, je nach Ernährungsvorliebe)
- 12 kleine Maistortillas
- Olivenöl oder Kochspray zum Bestreichen
- Optional: Avocado, Sauerrahm (oder vegane Alternative), Salsa zum Servieren

ANWEISUNGEN:

1. Süßkartoffeln vorkochen: Heizen Sie Ihren Backofen auf 400 °F (200 °C) vor. Die gewürfelten Süßkartoffeln mit etwas Olivenöl, Salz und Pfeffer vermengen. Auf einem Backblech verteilen und ca. 20–25 Minuten rösten, bis sie weich sind. Lassen Sie sie etwas abkühlen und zerstampfen Sie sie dann in einer großen Schüssel.

2. Bereiten Sie die Füllung vor: Fügen Sie dem Süßkartoffelpüree die schwarzen Bohnen, Kreuzkümmel, Chilipulver, Knoblauchpulver, Salz, Pfeffer, Mais, Koriander und Limettensaft hinzu. Mischen, bis alles gut vermischt ist. Den geriebenen Käse unterrühren.

3. Machen Sie die Tortillas weich: Um zu verhindern, dass die Maistortillas beim Rollen brechen, wickeln Sie sie in ein feuchtes Tuch oder Papiertuch und stellen Sie sie etwa 30 Sekunden lang in die Mikrowelle, bis sie biegsam sind.

4. Stellen Sie die Taquitos zusammen: Geben Sie ein paar Esslöffel der Füllung auf einen Rand einer Tortilla. Rollen Sie es fest zusammen und legen Sie es mit der Naht nach unten auf ein mit Backpapier ausgelegtes Backblech. Mit den restlichen Tortillas und der Füllung wiederholen.

5. Backen Sie die Taquitos: Bestreichen oder besprühen Sie die Taquitos leicht mit Olivenöl. Im vorgeheizten Ofen bei 200 °C (400 °F) backen, bis sie knusprig und goldbraun sind, etwa 15–20 Minuten.

6. Servieren: Servieren Sie die Taquitos heiß mit Avocado, Sauerrahm, Salsa oder anderen Lieblingszutaten oder Beilagen Ihrer Wahl.

SERVIERGRÖSSE:

– Dieses Rezept ergibt etwa 12 Taquitos und reicht je nach Portionsgröße für 4–6 Personen.

NÄHRWERT:

Eine Portion Taquitos aus Süßkartoffeln und schwarzen Bohnen (bei 3 Taquitos pro Portion) enthält ungefähr:

- Kalorien: 250-300 kcal
- Protein: 8-10 Gramm
- Fett: 5-8 Gramm (variiert je nach Verwendung von Käse und Olivenöl)

- Kohlenhydrate: 45-50 Gramm

- Ballaststoffe: 8-10 Gramm

- Vitamine und Mineralien: Reich an Vitamin A (aus Süßkartoffeln), Eisen und Magnesium (aus schwarzen Bohnen) und Vitamin C (aus Limettensaft).

Anmerkungen:

Überwachung:

Fortschrittsbericht:

KAPITEL 3: ZUFRIEDENSTELLENDE SALATE

QUINOA TABOULEH-SALAT

ZUTATEN:

- 1 Tasse Quinoa (ungekocht)
- 2 Tassen Wasser oder Gemüsebrühe (zum Kochen der Quinoa)
- 1 großer Bund frische Petersilie, fein gehackt
- 1/4 Tasse frische Minze, fein gehackt
- 2 mittelgroße Tomaten, gewürfelt
- 1 Gurke, gewürfelt
- 2 Frühlingszwiebeln, in dünne Scheiben geschnitten
- Saft von 2 Zitronen
- 1/4 Tasse Olivenöl
- Salz und Pfeffer nach Geschmack
- Optional: 1 Knoblauchzehe, gehackt, für zusätzlichen Geschmack

ANWEISUNGEN:

1. Quinoa kochen: Spülen Sie das Quinoa unter kaltem Wasser ab, um eventuelle Bitterstoffe zu entfernen. In einem mittelgroßen Topf 2 Tassen Wasser oder Gemüsebrühe zum Kochen bringen. Den Quinoa hinzufügen, die Hitze reduzieren, abdecken und etwa 15 Minuten köcheln lassen, oder bis der Quinoa gar ist und das Wasser aufgesogen ist. Den Quinoa mit einer Gabel auflockern und auf Zimmertemperatur abkühlen lassen.

2. Gemüse und Kräuter vorbereiten: Während die Quinoa abkühlt, bereiten Sie die restlichen Zutaten vor. Petersilie und Minze fein hacken, Tomaten und Gurke würfeln und Frühlingszwiebeln in Scheiben schneiden. Bei Verwendung den Knoblauch zerkleinern.

3. Dressing zubereiten: In einer kleinen Schüssel Zitronensaft, Olivenöl, gehackten Knoblauch (falls verwendet), Salz und Pfeffer verrühren, um das Dressing herzustellen.

4. Kombinieren und marinieren: In einer großen Schüssel den abgekühlten Quinoa, die gehackte Petersilie, die Minze, die Tomaten, die Gurke und die Frühlingszwiebeln vermischen. Das Dressing über den Salat gießen und verrühren, bis alles gut bedeckt ist. Für den besten Geschmack lassen Sie den Salat vor dem Servieren mindestens 30 Minuten im Kühlschrank marinieren.

5. Servieren: Den Quinoa-Tabouleh-Salat gekühlt oder bei Zimmertemperatur servieren. Es kann pur, als Beilage oder als gesunde Ergänzung zu einer Mezze-Platte genossen werden.

SERVIERGRÖSSE:

Dieses Rezept reicht für 4-6 Personen, je nachdem, ob es als Hauptgericht oder Beilage verwendet wird.

NÄHRWERT:

Eine Portion Quinoa-Tabouleh-Salat (ausgehend von 1/6 des Rezepts) enthält ungefähr:

- Kalorien: 180-220 kcal
- Protein: 6-8 Gramm
- Fett: 10-12 Gramm (hauptsächlich aus Olivenöl, das gesunde Fette liefert)

- Kohlenhydrate: 20-25 Gramm

- Ballaststoffe: 3-5 Gramm

- Vitamine und Mineralien: Reich an Vitamin C (aus Zitronensaft und Tomaten), Vitamin A (aus der Petersilie) sowie Eisen und Magnesium (aus Quinoa).

Anmerkungen:

Überwachung:

Fortschrittsbericht:

ZUTATEN:

- 1/2 Kopf Grünkohl, in dünne Scheiben geschnitten
- 2 mittelgroße Karotten, in Streifen geschnitten oder gerieben
- 1/4 Tasse rote Zwiebel, in dünne Scheiben geschnitten (optional, für mehr Geschmack und Farbe)
- Für das Dressing:
  - 1/4 Tasse Apfelessig
  - 2 Esslöffel Honig oder Ahornsirup (für eine vegane Variante)
  - 2 Esslöffel Olivenöl
  - 1 Teelöffel Dijon-Senf
  - Salz und Pfeffer nach Geschmack
- Optionale Zusätze: gehackte frische Kräuter (wie Petersilie oder Koriander), Sonnenblumenkerne oder gehobelte Mandeln für zusätzliche Knusprigkeit und Nährstoffe

ANWEISUNGEN:

1. Bereiten Sie das Gemüse vor: Schneiden Sie zunächst den Kohl und die roten Zwiebeln in dünne Scheiben und schneiden Sie die Karotten in Julienne oder raspeln Sie sie. Je feiner Sie Kohl und Karotten schneiden, desto zarter wird der Krautsalat.

2. Dressing zubereiten: In einer kleinen Schüssel oder einem Glas Apfelessig, Honig oder Ahornsirup, Olivenöl und Dijon-Senf verrühren. Je nach Geschmack mit Salz und Pfeffer würzen. Passen Sie die Süße oder Säure nach Bedarf an, indem Sie mehr Honig oder Essig hinzufügen.

3. Kombinieren und vermischen: In einer großen Schüssel den geschnittenen Kohl, die Karotten und optional die roten Zwiebeln vermischen. Gießen Sie das Dressing über das Gemüse und vermischen Sie es gut, um sicherzustellen, dass alles gleichmäßig bedeckt ist. Für den besten Geschmack lassen Sie den Krautsalat vor dem Servieren etwa 30 Minuten ruhen, damit sich die Aromen vermischen und das Gemüse etwas weicher wird.

4. Den letzten Schliff hinzufügen und servieren: Fügen Sie kurz vor dem Servieren optional frische Kräuter oder Nüsse/Samen für zusätzlichen Geschmack und Textur hinzu. Alles noch einmal vermischen und bei Bedarf nachwürzen.

SERVIERGRÖSSE:

Dieses Rezept reicht als Beilage für 4-6 Personen.

NÄHRWERT:

Eine Portion knuspriger Kohl-Karotten-Krautsalat (ausgehend von 1/6 des Rezepts) enthält ungefähr:

- Kalorien: 80-100 kcal
- Protein: 1-2 Gramm
- Fett: 3-5 Gramm (hauptsächlich aus Olivenöl, das reich an einfach ungesättigten Fetten ist)
- Kohlenhydrate: 12-15 Gramm
- Ballaststoffe: 2-3 Gramm
- Vitamine und Mineralien: Reich an Vitamin A (aus den Karotten), Vitamin C (aus dem Kohl) und Vitamin K (aus Kohl und Karotten). Der Apfelessig fügt außerdem eine kleine Menge Probiotika und Aminosäuren hinzu.

Anmerkungen:

Überwachung:

Fortschrittsbericht

ZUTATEN:

- 1 reife Mango, geschält und gewürfelt
- 1 reife Avocado, geschält, entkernt und gewürfelt
- 1 Dose (15 oz) schwarze Bohnen, abgetropft und abgespült
- 1/2 rote Paprika, gewürfelt
- 1/4 Tasse rote Zwiebel, fein gehackt
- 1/4 Tasse frischer Koriander, gehackt
- Saft von 1 Limette
- 2 Esslöffel Olivenöl
- Salz und Pfeffer nach Geschmack
- Optional: 1 Jalapeño, entkernt und für etwas Schärfe fein gehackt
- Optional zum Garnieren: zusätzliche Korianderblätter oder Limettenschnitze

ANWEISUNGEN:

1. Bereiten Sie die Zutaten vor: Beginnen Sie damit, Mango, Avocado und rote Paprika in mundgerechte Stücke zu schneiden. Rote Zwiebel, Koriander und, falls verwendet, Jalapeño fein hacken.

2. Den Salat vermischen: In einer großen Schüssel gewürfelte Mango, Avocado, schwarze Bohnen, rote Paprika, rote Zwiebel, Koriander und Jalapeño (falls verwendet) vorsichtig vermengen. Der Schlüssel liegt darin, vorsichtig zu mischen, um sicherzustellen, dass Avocado und Mango ihre Form behalten und nicht matschig werden.

3. Salat anrichten: Limettensaft und Olivenöl über den Salat träufeln. Mit Salz und Pfeffer abschmecken. Alles vorsichtig umrühren, damit die Zutaten gleichmäßig mit dem Dressing bedeckt sind.

4. Kühlen und servieren: Für den besten Geschmack lassen Sie den Salat vor dem Servieren etwa 30 Minuten im Kühlschrank abkühlen. Dadurch können die Aromen wunderbar miteinander verschmelzen. Nach Belieben mit weiteren Korianderblättern oder Limettenschnitzen garnieren.

SERVIERGRÖSSE:

- Dieses Rezept reicht für 4 Personen als Beilage oder 2 als Hauptgericht.

NÄHRWERT:
- Kalorien: 250-300 kcal
- Protein: 7-9 Gramm
- Fett: 14–16 Gramm (hauptsächlich aus den gesunden Fetten, die in Avocado und Olivenöl enthalten sind)
- Kohlenhydrate: 30-35 Gramm
- Ballaststoffe: 10-12 Gramm
- Vitamine und Mineralien: Reich an Vitamin C (aus der Mango und rotem Paprika), Vitamin K und Folsäure (aus der Avocado) sowie Eisen und Magnesium (aus den schwarzen Bohnen).

Anmerkungen:

Überwachung:

Fortschrittsbericht:

ZUTATEN:

- 1 großer Blumenkohlkopf, in Röschen geschnitten
- 1 Dose (15 oz) Kichererbsen, abgetropft, abgespült und trocken getupft
- 3 Esslöffel Olivenöl, geteilt
- 1 Teelöffel gemahlener Kreuzkümmel
- 1/2 Teelöffel Chilipulver
- 1/2 Teelöffel geräuchertes Paprikapulver
- Salz und Pfeffer nach Geschmack
- 2 Tassen gemischter Salat (wie Rucola, Spinat oder Grünkohl)
- 1/4 Tasse gehackte Petersilie oder Koriander

- Für das Dressing:
  - Saft von 1 Zitrone
  - 1 Esslöffel Dijon-Senf
  - 1 Knoblauchzehe, gehackt
  - 1/4 Tasse natives Olivenöl extra
  - Salz und Pfeffer nach Geschmack
- Optionale Zusätze: geschnittene Avocado, Granatapfelkerne oder geröstete Nüsse für zusätzliche Knusprigkeit und Nährstoffe

ANWEISUNGEN:

1. Blumenkohl und Kichererbsen rösten: Heizen Sie Ihren Backofen auf 425 °F (220 °C) vor. Blumenkohlröschen und Kichererbsen mit 2 Esslöffeln Olivenöl, Kreuzkümmel, Chilipulver, geräuchertem Paprika, Salz und Pfeffer vermengen. Verteilen Sie sie in einer einzigen Schicht auf einem Backblech. Im vorgeheizten Ofen 25–30 Minuten rösten oder bis der Blumenkohl zart und goldbraun ist, dabei nach der Hälfte der Zeit umrühren.

2. Bereiten Sie das Dressing vor: Während der Blumenkohl und die Kichererbsen rösten, verquirlen Sie Zitronensaft, Dijon-Senf, gehackten Knoblauch und 1/4 Tasse natives Olivenöl extra in einer kleinen Schüssel. Mit Salz und Pfeffer abschmecken. Passen Sie den Säuregehalt oder die Gewürze nach Ihren Wünschen an.

3. Den Salat zusammenstellen: In einer großen Salatschüssel den gerösteten Blumenkohl und die Kichererbsen mit dem gemischten Salatgrün und gehackter Petersilie oder Koriander vermischen. Wenn Sie optionale Zusätze wie Avocado, Granatapfelkerne oder Nüsse verwenden, fügen Sie diese jetzt hinzu.

4. Anrichten und servieren: Das Dressing über den Salat träufeln und vorsichtig vermischen. Sofort servieren oder den Salat einige Minuten ruhen lassen, damit sich die Aromen vermischen.

SERVIERGRÖSSE:

- Dieses Rezept reicht für 4 Personen als Hauptgericht oder 6-8 Personen als Beilage.

NÄHRWERT:

- Kalorien: 300-350 kcal
- Protein: 9-11 Gramm
- Fett: 20–24 Gramm (hauptsächlich gesunde Fette aus dem Olivenöl und ggf. Nüssen)
- Kohlenhydrate: 25-30 Gramm

- Ballaststoffe: 8-10 Gramm
- Vitamine und Mineralien: Reich an Vitamin C (aus Blumenkohl und Zitronensaft), Vitamin K (aus dem Gemüse), Eisen (aus den Kichererbsen) und verschiedenen Antioxidantien.

Anmerkungen:

Überwachung:

____

____

____

____

____

Fortschrittsbericht:

____

____

____

____

____

ZUTATEN:

- 6 Tassen frischer Babyspinat, gewaschen und getrocknet
- 1 Tasse gemischte Beeren (z. B. geschnittene Erdbeeren, Blaubeeren, Himbeeren und Brombeeren)
- 1/2 Tasse gehobelte Mandeln, geröstet
- 1/4 Tasse zerbröckelter Ziegenkäse oder Fetakäse (optional, für zusätzliche Cremigkeit und Geschmack)
- Für das Dressing:
  - 1/4 Tasse natives Olivenöl extra
  - 2 Esslöffel Balsamico-Essig
  - 1 Esslöffel Honig oder Ahornsirup (für eine vegane Variante)
  - 1 Teelöffel Dijon-Senf
  - Salz und Pfeffer nach Geschmack

ANWEISUNGEN:

1. Bereiten Sie das Dressing zu: In einer kleinen Schüssel oder einem Glas das native Olivenöl extra, den Balsamico-Essig, den Honig oder Ahornsirup und den Dijon-Senf verrühren, bis alles gut vermischt ist. Je nach Geschmack mit Salz und Pfeffer würzen. Beiseite legen.

2. Mandeln rösten: In einer kleinen Pfanne bei mittlerer Hitze die Mandelscheiben rösten, bis sie goldbraun sind und duften. Dies dauert normalerweise etwa 3-5 Minuten. Achten Sie darauf, häufig umzurühren, um ein Anbrennen zu vermeiden. Nach dem Rösten zum Abkühlen beiseite stellen.

3. Den Salat zusammenstellen: In einer großen Salatschüssel den Babyspinat, die gemischten Beeren und die gerösteten Mandeln vermischen. Bei Verwendung den zerbröselten Ziegenkäse oder Fetakäse hinzufügen.

4. Den Salat anrichten: Das vorbereitete Dressing kurz vor dem Servieren über den Salat träufeln. Vorsichtig umrühren, um sicherzustellen, dass alle Zutaten gleichmäßig mit dem Dressing bedeckt sind.

5. Servieren: Servieren Sie den Salat sofort, um die frische Knusprigkeit des Spinats und die Knusprigkeit der Mandeln zu genießen.

SERVIERGRÖSSE:

- Dieses Rezept reicht für 4 Personen als Beilage oder 2 Personen als Hauptgericht.

NÄHRWERT:

- Kalorien: 200-250 kcal
- Protein: 6-8 Gramm
- Fett: 16-20 Gramm (hauptsächlich gesunde Fette aus Mandeln und Olivenöl)
- Kohlenhydrate: 12-15 Gramm
- Ballaststoffe: 4-5 Gramm
- Vitamine und Mineralien: Reich an Vitamin A und Vitamin C (aus Spinat und Beeren), Kalzium (aus dem Käse, falls verwendet) und Eisen (aus dem Spinat).

Anmerkungen:

Überwachung:

Fortschrittsbericht:

KAPITEL 4: SUPPEN UND EINTÖTUNGEN

LINSEN- UND GEMÜSESUPPE

ZUTATEN:

- 1 Tasse getrocknete Linsen (grün, braun oder rot), abgespült und abgetropft
- 2 Esslöffel Olivenöl
- 1 große Zwiebel, gewürfelt
- 2 Knoblauchzehen, gehackt
- 2 Karotten, geschält und gewürfelt
- 2 Selleriestangen, gewürfelt
- 1 große Kartoffel, geschält und gewürfelt (optional, für mehr Herzhaftigkeit)
- 1 Dose (14,5 oz) gewürfelte Tomaten mit ihrem Saft
- 6 Tassen Gemüsebrühe (oder Wasser mit einem Gemüsebrühwürfel)
- 1 Teelöffel gemahlener Kreuzkümmel
- 1/2 Teelöffel gemahlener Koriander (optional)
- 1 Lorbeerblatt
- Salz und Pfeffer nach Geschmack
- 2 Tassen Spinatblätter oder Grünkohl, grob gehackt
- Saft einer halben Zitrone (optional, für mehr Helligkeit)
- Frische Petersilie oder Koriander, gehackt, zum Garnieren

ANWEISUNGEN:

1. Das Basisgemüse anbraten: In einem großen Topf das Olivenöl bei mittlerer Hitze erhitzen. Zwiebel, Knoblauch, Karotten und Sellerie hinzufügen. Etwa 5 Minuten anbraten, bis das Gemüse weich wird.

2. Linsen und Brühe hinzufügen: Die abgespülten Linsen, die gewürfelten Tomaten (mit Saft), die Gemüsebrühe, den Kreuzkümmel, den Koriander (falls verwendet) und das Lorbeerblatt unterrühren. Mit Salz und Pfeffer abschmecken.

3. Suppe köcheln lassen: Die Mischung zum Kochen bringen, dann die Hitze reduzieren, abdecken und etwa 25–30 Minuten köcheln lassen, oder bis die Linsen und das Gemüse weich sind. Bei Verwendung etwa nach der Hälfte der Garzeit die gewürfelten Kartoffeln hinzufügen.

4. Gemüse hinzufügen: Sobald die Linsen und das Gemüse weich sind, den Spinat oder Grünkohl hinzufügen und ca. 3–5 Minuten kochen, bis das Gemüse zusammengefallen ist.

5. Letzter Schliff: Entfernen Sie das Lorbeerblatt und fügen Sie den Zitronensaft hinzu (falls verwendet). Passen Sie die Gewürze bei Bedarf mit zusätzlichem Salz und Pfeffer an.

6. Servieren: Die Suppe in Schüsseln füllen und mit gehackter frischer Petersilie oder Koriander garnieren.

SERVIERGRÖSSE:

– Dieses Rezept reicht für 4–6 Personen, je nach Portionsgröße.

NÄHRWERT:

- Kalorien: 200-250 kcal
- Protein: 10-12 Gramm
- Fett: 4-6 Gramm (hauptsächlich gesunde Fette aus dem Olivenöl)
- Kohlenhydrate: 35-40 Gramm
- Ballaststoffe: 15-18 Gramm
- Vitamine und Mineralien: Reich an Vitamin A (aus Karotten und Blattgemüse), Vitamin C (aus Tomaten und Zitronensaft), Eisen (aus Linsen) und Kalium (aus Kartoffeln und Linsen).

Anmerkungen:

Überwachung:

Fortschrittsbericht:

ZUTATEN:

- 2 Esslöffel Olivenöl
- 1 mittelgroße Zwiebel, gehackt
- 2 Knoblauchzehen, gehackt
- 4 Tassen Brokkoliröschen (etwa 1 großer Brokkolikopf)
- 4 Tassen Gemüsebrühe
- 1/2 Tasse rohe Mandeln, plus mehr zum Garnieren
- 1/2 Tasse Mandelmilch (oder eine andere Pflanzenmilch für Cremigkeit)
- Salz und Pfeffer nach Geschmack
- Optional: eine Prise Muskatnuss oder geräuchertes Paprikapulver für zusätzlichen Geschmack
- Zum Garnieren: gehackte geröstete Mandeln, ein Schuss Olivenöl oder frische Kräuter

ANWEISUNGEN:

1. Bereiten Sie die Suppenbasis vor: Erhitzen Sie das Olivenöl in einem großen Topf bei mittlerer Hitze. Die gehackte Zwiebel und den gehackten Knoblauch dazugeben und etwa 5 Minuten anbraten, bis die Zwiebel durchscheinend ist und duftet.

2. Brokkoli kochen: Die Brokkoliröschen zusammen mit der Gemüsebrühe in den Topf geben. Zum Kochen bringen, dann die Hitze reduzieren, abdecken und etwa 15–20 Minuten köcheln lassen, bis der Brokkoli weich ist.

3. Suppe pürieren: Während der Brokkoli kocht, die rohen Mandeln in einem Hochleistungsmixer mixen, bis eine feine Mahlzeit entsteht. Sobald der Brokkoli weich ist, das Mandelmehl und die Mandelmilch in den Topf geben. Mit einem Stabmixer die Suppe glatt und cremig pürieren. Alternativ können Sie die Suppe auch portionsweise vorsichtig in einen Mixer geben und pürieren.

4. Würzen und servieren: Würzen Sie die Suppe nach Belieben mit Salz, Pfeffer und optional Gewürzen wie Muskatnuss oder geräuchertem Paprika. Nochmals erhitzen und dann heiß servieren. Vor dem Servieren mit gehackten gerösteten Mandeln, einem Schuss Olivenöl oder frischen Kräutern garnieren.

SERVIERGRÖSSE:

- Dieses Rezept reicht für 4 Personen als Vorspeise oder 2 Personen als herzhaftes Hauptgericht.

NÄHRWERT:

- Kalorien: 200-250 kcal
- Protein: 6-8 Gramm
- Fett: 14-16 Gramm (hauptsächlich gesunde Fette aus Mandeln und Olivenöl)
- Kohlenhydrate: 15-20 Gramm
- Ballaststoffe: 4-6 Gramm
- Vitamine und Mineralien: Reich an Vitamin C (aus Brokkoli), Vitamin E, Magnesium und Eisen (aus Mandeln).

Anmerkungen:

Überwachung:

Fortschrittsbericht:

ZUTATEN:

- 2 Esslöffel Olivenöl
- 1 große Zwiebel, gewürfelt
- 2 Knoblauchzehen, gehackt
- 1 große Süßkartoffel, geschält und gewürfelt
- 1 Dose (15 oz) Kichererbsen, abgetropft und abgespült
- 1 Dose (14,5 oz) gewürfelte Tomaten mit ihrem Saft
- 4 Tassen Gemüsebrühe
- 1 Teelöffel gemahlener Kreuzkümmel
- 1 Teelöffel gemahlener Koriander
- 1/2 Teelöffel gemahlener Zimt
- 1/2 Teelöffel gemahlener Kurkuma
- 1/4 Teelöffel Cayennepfeffer (nach Geschmack anpassen)
- Salz und Pfeffer nach Geschmack
- 2 Tassen Babyspinat oder Grünkohl, grob gehackt
- 1/4 Tasse gehackter frischer Koriander oder Petersilie zum Garnieren
- Saft von 1 Zitrone
- Optional: Rosinen oder gehackte getrocknete Aprikosen für zusätzliche Süße

ANWEISUNGEN:

1. Die Aromen anbraten: In einem großen Topf das Olivenöl bei mittlerer Hitze erhitzen. Fügen Sie die Zwiebel und den Knoblauch hinzu und braten Sie sie etwa 5 Minuten lang an, bis die Zwiebel durchscheinend ist und duftet.

2. Gewürze und Süßkartoffel hinzufügen: Gemahlenen Kreuzkümmel, Koriander, Zimt, Kurkuma, Cayennepfeffer und eine Prise Salz und Pfeffer hinzufügen. Noch eine Minute kochen lassen, bis die Gewürze duften. Fügen Sie die gewürfelten Süßkartoffeln hinzu und vermengen Sie sie mit den Gewürzen.

3. Den Eintopf köcheln lassen: Kichererbsen, Tomatenwürfel (mit Saft) und Gemüsebrühe hinzufügen. Die Mischung zum Kochen bringen, dann die Hitze reduzieren, abdecken und etwa 20–25 Minuten köcheln lassen, oder bis die Süßkartoffeln weich sind.

4. Fertigstellen des Eintopfs: Den gehackten Spinat oder Grünkohl hinzufügen und etwa 5 Minuten lang weiterkochen, bis das Gemüse zusammengefallen ist. Vom Herd nehmen und den Zitronensaft einrühren. Passen Sie die Gewürze bei Bedarf mit zusätzlichem Salz und Pfeffer an.

5. Servieren: Den Eintopf in Schüsseln füllen und mit gehacktem frischem Koriander oder Petersilie garnieren. Heiß servieren, begleitet von warmem, knusprigem Brot oder über einem Couscous- oder Reisbett für eine herzhaftere Mahlzeit.

SERVIERGRÖSSE:

- Dieses Rezept reicht für 4-6 Personen.

NÄHRWERT:

- Kalorien: 200-250 kcal
- Protein: 6-8 Gramm
- Fett: 5-7 Gramm (hauptsächlich gesunde Fette aus dem Olivenöl)
- Kohlenhydrate: 35-40 Gramm
- Ballaststoffe: 8-10 Gramm

- Vitamine und Mineralien: Reich an Vitamin A (aus der Süßkartoffel), Vitamin C (aus den Tomaten und Zitronensaft), Eisen und Magnesium (aus den Kichererbsen) sowie Antioxidantien aus verschiedenen Gewürzen.

Anmerkungen:

Überwachung:

Fortschrittsbericht:

WÜRZIGE SCHWARZE BOHNENSUPPE

ZUTATEN:

- 2 Esslöffel Olivenöl
- 1 große Zwiebel, gehackt
- 2 Knoblauchzehen, gehackt
- 1-2 Jalapeños, entkernt und gewürfelt (je nach Hitzevorliebe anpassen)
- 1 rote Paprika, gehackt
- 2 Teelöffel gemahlener Kreuzkümmel
- 1 Teelöffel Chilipulver
- 1/2 Teelöffel geräuchertes Paprikapulver (optional für einen rauchigen Geschmack)
- 4 Dosen (je 15 oz) schwarze Bohnen, abgetropft und abgespült
- 4 Tassen Gemüsebrühe
- Salz und Pfeffer nach Geschmack
- Saft von 1 Limette
- Frischer Koriander, gehackt, zum Garnieren
- Optional zum Servieren: Avocadowürfel, Sauerrahm (oder eine vegane Alternative), geriebener Käse (oder eine vegane Alternative), Tortillachips

ANWEISUNGEN:

1. Das Gemüse anbraten: In einem großen Topf das Olivenöl bei mittlerer Hitze erhitzen. Zwiebel, Knoblauch, Jalapeños und rote Paprika hinzufügen. Etwa 5–7 Minuten anbraten, bis das Gemüse weich und die Zwiebel glasig ist.

2. Gewürze und Bohnen hinzufügen: Kreuzkümmel, Chilipulver und geräuchertes Paprikapulver (falls verwendet) einrühren und eine weitere Minute kochen lassen, bis es duftet. Schwarze Bohnen und Gemüsebrühe hinzufügen und mit Salz und Pfeffer würzen.

3. Suppe köcheln lassen: Die Mischung zum Kochen bringen, dann die Hitze reduzieren und 20–25 Minuten köcheln lassen, damit sich die Aromen vermischen. Für eine dickere Suppe verwenden Sie einen Stabmixer, um die Suppe im Topf teilweise zu pürieren, oder geben Sie etwa ein Drittel der Suppe in einen Mixer, pürieren Sie sie und geben Sie sie dann wieder in den Topf.

4. Mit Limette und Garnitur abschließen: Die Suppe vom Herd nehmen und den Limettensaft einrühren. Passen Sie die Gewürze nach Bedarf an.

5. Servieren: Die Suppe in Schüsseln füllen und mit gehacktem frischem Koriander garnieren. Als zusätzlichen Belag gewürfelte Avocado, Sauerrahm, geriebenen Käse und Tortillachips als Beilage anbieten.

SERVIERGRÖSSE:

– Dieses Rezept reicht für 4–6 Personen und eignet sich daher für Familienessen oder die Zubereitung von Mahlzeiten.

NÄHRWERT:

- Kalorien: 200-250 kcal
- Protein: 12-15 Gramm
- Fett: 4-6 Gramm (hauptsächlich gesunde Fette aus dem Olivenöl)
- Kohlenhydrate: 35-40 Gramm
- Ballaststoffe: 15–20 Gramm

- Vitamine und Mineralien: Reich an Eisen, Magnesium und Kalium aus den schwarzen Bohnen; Vitamin C aus Limettensaft und Gemüse; und Antioxidantien aus den Gewürzen.

Anmerkungen:

____

____

____

____

____

Überwachung:

____

____

____

____

____

Fortschrittsbericht:

____

____

____

____

____

ZUTATEN:

- 2 Esslöffel Olivenöl
- 1 mittelgroße Zwiebel, fein gehackt
- 2 Knoblauchzehen, gehackt
- 4 Tassen reife Tomaten, gewürfelt, oder 1 Dose (28 oz) gewürfelte Tomaten mit ihrem Saft
- 4 Tassen Gemüsebrühe
- Salz und Pfeffer nach Geschmack
- 1 Teelöffel Zucker (optional, um den Säuregehalt der Tomaten auszugleichen)
- 2-3 große Zucchini, spiralförmig zu Nudeln geformt
- 1/2 Tasse frische Basilikumblätter, gehackt, plus mehr zum Garnieren
- Geriebener Parmesankäse oder veganer Parmesan (optional, zum Servieren)

ANWEISUNGEN:

1. Die Aromen anbraten: In einem großen Topf das Olivenöl bei mittlerer Hitze erhitzen. Die gehackte Zwiebel und den gehackten Knoblauch dazugeben und etwa 5 Minuten anbraten, bis die Zwiebel durchscheinend ist und der Knoblauch duftet.

2. Tomaten und Brühe hinzufügen: Die gewürfelten Tomaten (mit ihrem Saft) und die Gemüsebrühe einrühren. Mit Salz, Pfeffer und Zucker (falls verwendet) abschmecken. Die Mischung zum Kochen bringen, dann die Hitze reduzieren und 20–25 Minuten köcheln lassen, damit sich die Aromen vermischen.

3. Zucchini-Nudeln zubereiten: Während die Suppe köchelt, die Zucchini mit einem Spiralschneider oder einem Gemüseschäler zu Nudeln spiralisieren, um breitere Nudeln zu erhalten.

4. Basilikum- und Zucchininudeln hinzufügen: Nachdem die Suppe gekocht hat, das gehackte frische Basilikum und die Zucchininudeln unterrühren. Lassen Sie die Suppe weitere 3–5 Minuten köcheln, bis die Zucchininudeln zart, aber noch al dente sind.

5. Servieren: Die Suppe in Schüsseln füllen und nach Belieben mit zusätzlichem frischem Basilikum und geriebenem Parmesankäse oder veganem Parmesan garnieren.

SERVIERGRÖSSE:

- Dieses Rezept reicht für 4 Personen als Vorspeise oder 2-3 als Hauptgericht.

NÄHRWERT:

- Kalorien: 120-150 kcal
- Protein: 3-4 Gramm
- Fett: 7-9 Gramm (hauptsächlich gesunde Fette aus dem Olivenöl)
- Kohlenhydrate: 13-16 Gramm
- Ballaststoffe: 3-4 Gramm
- Vitamine und Mineralien: Reich an Vitamin C (aus den Tomaten), Vitamin A (aus den Tomaten und Zucchini) und Kalium.

Anmerkungen:

Überwachung:

Fortschrittsbericht:

KAPITEL 5: HAUPTGERICHTE

Gefüllter Eichelkürbis mit Quinoa und Preiselbeeren

ZUTATEN:

- 2 mittelgroße Eichelkürbisse, halbiert und entkernt
- 1 Tasse Quinoa, abgespült
- 2 Tassen Gemüsebrühe (oder Wasser)
- 1/2 Tasse getrocknete Preiselbeeren
- 1/4 Tasse gehackte Pekannüsse (optional, für mehr Knusprigkeit)
- 1/2 Tasse fein gehackte rote Zwiebel
- 2 Knoblauchzehen, gehackt
- 1 TL Olivenöl, plus etwas mehr zum Bestreichen
- 1/2 TL gemahlener Zimt
- 1/4 TL gemahlene Muskatnuss
- Salz und Pfeffer nach Geschmack
- Frische Petersilie, gehackt (zum Garnieren)
- Feta-Käse-Streusel (optional, zum Servieren)

ANWEISUNGEN:

1. Heizen Sie den Ofen auf 200 °C (400 °F) vor. Die geschnittenen Seiten des Eichelkürbis leicht mit Olivenöl bestreichen und mit Salz und Pfeffer würzen. Legen Sie sie mit der Schnittfläche nach unten auf ein mit Backpapier ausgelegtes Backblech und rösten Sie sie im vorgeheizten Ofen etwa 25 bis 30 Minuten lang oder bis das Fruchtfleisch zart ist, wenn Sie es mit einer Gabel einstechen.

2. Während der Kürbis röstet, bereiten Sie die Quinoa-Füllung vor. In einem mittelgroßen Topf die Gemüsebrühe (oder Wasser) zum Kochen bringen. Die abgespülte Quinoa dazugeben, die Hitze reduzieren, abdecken und 15 Minuten köcheln lassen, oder bis die gesamte Flüssigkeit aufgesogen ist. Vom Herd nehmen und abgedeckt 5 Minuten ruhen lassen. Mit einer Gabel auflockern und beiseite stellen.

3. In einer großen Pfanne 1 TL Olivenöl bei mittlerer Hitze erhitzen. Die gehackte rote Zwiebel und den gehackten Knoblauch hinzufügen und etwa 3–4 Minuten anbraten, bis die Zwiebel durchscheinend ist und duftet. Gekochtes Quinoa, getrocknete Preiselbeeren, gehackte Pekannüsse (falls verwendet), Zimt und Muskatnuss unterrühren. Weitere 2-3 Minuten kochen lassen, dabei gelegentlich umrühren. Mit Salz und Pfeffer abschmecken.

4. Sobald die Eichelkürbishälften gar und zart sind, nehmen Sie sie aus dem Ofen und drehen Sie sie um, sodass die Schnittseite nach oben zeigt. Füllen Sie jede Kürbishälfte leicht mit der Quinoa-Mischung.

5. Geben Sie den gefüllten Kürbis zurück in den Ofen und backen Sie ihn weitere 10–15 Minuten lang, oder bis alles durchgeheizt ist und die Oberseite leicht goldbraun ist.

6. Warm servieren, garniert mit frischer Petersilie und Feta-Käse-Streuseln (falls verwendet).

KOCHZEIT: 60-75 Minuten

SERVIERGRÖSSE:

– Dieses Rezept reicht für 4 Personen, wobei jede Person einen halben Eichelkürbis gefüllt mit der Quinoa- und Cranberry-Mischung bekommt.

NÄHRWERT (PRO PORTION):

Kalorien: Ungefähr 350-400 kcal

- Protein: 8-10 Gramm

- Fett: 5-7 Gramm (variiert je nach Zugabe von Nüssen und Käse)

-Kohlenhydrate: 70-75 Gramm

- Ballaststoffe: 6-8 Gramm

- Zucker: 15–20 Gramm (hauptsächlich aus Preiselbeeren und dem natürlichen Zucker im Kürbis)

Anmerkungen:

Überwachung:

Fortschrittsbericht:

ZUTATEN:

- 1 große Aubergine: Die Aubergine ist der Star dieses Gerichts und sorgt für eine fleischige Textur und einen einzigartigen Geschmack, der die Currygewürze wunderbar aufnimmt.
- 1 Tasse rote Linsen: Rote Linsen werden aufgrund ihrer kurzen Kochzeit und ihrer Fähigkeit, das Curry zu verdicken und Proteine und Ballaststoffe hinzuzufügen, ausgewählt.
- **1 große Zwiebel, fein gehackt:** Zwiebeln verleihen dem Curry einen süßen und herzhaften Grundgeschmack.
- 2 Knoblauchzehen, gehackt: Knoblauch verfeinert das Gericht mit seinen aromatischen Eigenschaften.
- 2,5 cm großes Stück Ingwer, gehackt: Ingwer verleiht eine warme, würzige Note, die die anderen Gewürze ergänzt.
- 1 Dose (14 oz) gewürfelte Tomaten: Tomaten sorgen für Säure und einen fruchtigen Kontrast zu den erdigen Aromen der Linsen und Auberginen.
- 1 Dose (14 oz) Kokosmilch: Kokosmilch sorgt für Cremigkeit und eine dezente Süße, die die Gewürze ausgleicht.
- 2 Teelöffel Currypulver: Currypulver, eine Gewürzmischung, verleiht dem Gericht seinen charakteristischen Geschmack.
- 1 Teelöffel gemahlener Kreuzkümmel: Kreuzkümmel sorgt für eine warme, erdige Note.
- 1 Teelöffel Kurkuma: Kurkuma bietet eine lebendige Farbe und einen bitteren, erdigen Geschmack sowie entzündungshemmende Eigenschaften.
- 1 Teelöffel Garam Masala: Garam Masala verleiht dem Curry Wärme und Tiefe.
- Salz und Pfeffer nach Geschmack: Unverzichtbar zum Würzen und zur Verbesserung des gesamten Geschmacksprofils.
- Frischer Koriander zum Garnieren: Koriander sorgt für einen Hauch von Frische und Farbe.

- 2 Esslöffel Pflanzenöl: Wird zum Anbraten verwendet und hat einen neutralen Geschmack, der die Gewürze nicht überdeckt.
- Optional: frischer Spinat oder Grünkohl für zusätzliches Grün.

ANWEISUNGEN:

1. Aubergine vorbereiten: Die Aubergine in mundgerechte Würfel schneiden. Großzügig salzen und etwa 20 Minuten ruhen lassen, um ihm Feuchtigkeit zu entziehen. Spülen und trocken tupfen.

2. Die Aromen anbraten: In einem großen Topf das Pflanzenöl bei mittlerer Hitze erhitzen. Die gehackte Zwiebel, den Knoblauch und den Ingwer dazugeben und anbraten, bis die Zwiebel glasig und weich ist.

3. Gewürze hinzufügen: Currypulver, gemahlenen Kreuzkümmel, Kurkuma und Garam Masala einrühren und eine Minute kochen lassen, bis es duftet.

4. Linsen und Auberginen kochen: Gewürfelte Auberginen, rote Linsen, gewürfelte Tomaten mit Saft und Kokosmilch in den Topf geben. Mit Salz und Pfeffer würzen. Zum Kochen bringen, dann die Hitze reduzieren, abdecken und etwa 20–25 Minuten köcheln lassen, oder bis die Linsen weich und die Aubergine gar sind.

5. Letzte Handgriffe: Bei Verwendung in den letzten Minuten des Garvorgangs frischen Spinat oder Grünkohl unterrühren und zusammenfallen lassen. Passen Sie die Gewürze nach Bedarf an.

6. Garnieren und servieren: Vor dem Servieren mit gehacktem frischem Koriander bestreuen. Heiß mit Reis oder Naan-Brot servieren.

KOCHZEIT: 60-65 Minuten

SERVIERGRÖSSE:

– Dieses Rezept reicht für 4–6 Personen und eignet sich daher für ein Familienessen oder eine Mahlzeitzubereitung für die Woche.

- Kalorien: 300-350 kcal
- Protein: 10-15 g
- Fett: 15-20 g (hauptsächlich aus der Kokosmilch)
- Kohlenhydrate: 30-40 g
- Ballaststoffe: 9-12 g
- Zucker: 5-8 g (natürlich aus Gemüse und Kokosmilch)

Anmerkungen:

Überwachung:

Fortschrittsbericht:

ZUTATEN:

-Für die Zucchini-Lasagne:

- 4 große Zucchini: Der Länge nach in dünne Streifen geschnitten, dienen diese als Lasagne-„Nudeln".
- 2 Tassen Spinat: Sorgt für Farbe, Textur und eine gute Portion Eisen und Vitamine.
- 1 mittelgroße Zwiebel, fein gehackt: Sorgt für eine süße, aromatische Basis.
- 2 Knoblauchzehen, gehackt: Verleiht der Sauce Tiefe und Geschmack.
- 1 Dose (14 oz) zerdrückte Tomaten: Das Herzstück der Tomatensauce, das Säure und Süße verleiht.
- 1 Teelöffel getrockneter Oregano: Bringt klassische italienische Würze.
- 1 Teelöffel getrocknetes Basilikum: Ergänzt die Tomatensauce mit seinem süßen, pfeffrigen Geschmack.
- Salz und Pfeffer nach Geschmack: Unverzichtbar zum Würzen von Schichten.
- 2 Esslöffel Olivenöl: Zum Kochen der Soße und zum Grillen oder Backen der Zucchinistreifen.

-Für den Cashewkäse:

- 2 Tassen rohe Cashewnüsse, über Nacht eingeweicht: Die Basis des Käses, sorgt für eine cremige Textur und einen neutralen Geschmack.
- 1/4 Tasse Nährhefe: Verleiht dem Käse einen herzhaften, käsigen Geschmack.
- 1 Zitrone, entsaftet: Verleiht Helligkeit und Würze.
- 1 Knoblauchzehe: Für einen kräftigen Geschmack.
- 1/2 Tasse Wasser (oder nach Bedarf): Passt die Konsistenz des Käses an.
- Salz nach Geschmack: Verstärkt den Gesamtgeschmack des Käses.

ANWEISUNGEN:

1. Bereiten Sie die Zucchini zu: Heizen Sie Ihren Backofen auf 375 °F (190 °C) vor. Nachdem Sie die Zucchini in Scheiben geschnitten haben, legen Sie sie auf Papiertücher und bestreuen Sie sie mit Salz. Lassen Sie sie 10 Minuten lang ruhen, um Feuchtigkeit abzugeben, und tupfen Sie sie dann trocken. Dadurch wird verhindert, dass die Lasagne wässrig wird.

2. Tomatensauce kochen: In einem Topf bei mittlerer Hitze das Olivenöl erwärmen. Die gehackte Zwiebel und den Knoblauch dazugeben und glasig dünsten. Zerkleinerte Tomaten, Oregano, Basilikum, Salz und Pfeffer unterrühren. Bei schwacher Hitze 15–20 Minuten köcheln lassen, damit sich die Aromen vermischen.

3. Zucchini grillen: Um zusätzliche Feuchtigkeit zu entfernen und Geschmack zu verleihen, grillen Sie die Zucchinistreifen leicht auf einer Grillpfanne bei starker Hitze für 1–2 Minuten auf jeder Seite. Auf Papiertüchern beiseite stellen.

4. Cashewkäse zubereiten: Die eingeweichten Cashewnüsse abtropfen lassen und mit Nährhefe, Zitronensaft, Knoblauch und Salz in einer Küchenmaschine pürieren. Fügen Sie nach Bedarf Wasser hinzu, um eine cremige, streichfähige Konsistenz ähnlich der von Ricotta-Käse zu erhalten.

5. Stellen Sie die Lasagne zusammen: Beginnen Sie in einer Auflaufform mit einer Schicht Tomatensauce, gefolgt von einer Schicht Zucchinistreifen. Verteilen Sie eine Schicht Cashewkäse auf der Zucchini und fügen Sie dann eine Schicht Spinat hinzu. Wiederholen Sie die Schichten, bis alle Zutaten aufgebraucht sind, und schließen Sie mit einer Schicht Cashewkäse darüber ab.

6. Backen: Mit Folie abdecken und im vorgeheizten Ofen 30 Minuten backen. Entfernen Sie die Folie und backen Sie sie weitere 15 Minuten lang oder bis die Oberseite leicht golden ist und die Lasagne durchgeheizt ist.

7. Abkühlen und servieren: Lassen Sie die Lasagne einige Minuten abkühlen, bevor Sie sie in Scheiben schneiden und servieren. Dies hilft beim Festigen der Schichten und erleichtert das Servieren.

KOCHZEIT: Etwa 1 Stunde und 15 Minuten

SERVIERGRÖSSE: Dieses Rezept reicht für 6-8 Personen, je nach Portionsgröße.

NÄHRWERT:

- Kalorien: 250-350 kcal
- Protein: 10-15 g
- Fett: 15-20 g (hauptsächlich gesunde Fette aus Cashewnüssen und Olivenöl)
- Kohlenhydrate: 20–30 g
- Ballaststoffe: 5-7 g
- Zucker: 8-10 g

Anmerkungen:

Überwachung:

Fortschrittsbericht:

ZUTATEN:

- 4 große Portobello-Pilze: gereinigt und in Streifen geschnitten. Diese Pilze sind der Star des Gerichts und bieten eine kräftige Textur und einen reichen Geschmack.
- 2 Paprika (jede Farbe): In Streifen geschnitten. Paprika verleihen den Fajitas Süße, Knusprigkeit und lebendige Farben.
- 1 große Zwiebel: In Streifen geschnitten. Zwiebeln sorgen beim Kochen für eine leichte Schärfe und Süße und ergänzen das andere Gemüse.
- 3 Esslöffel Olivenöl: Wird zum Anbraten verwendet und verstärkt den Geschmack des Gemüses.
- 2 Knoblauchzehen, gehackt: Verleiht dem Geschmack eine besondere Note.
- Saft von 1 Limette: Limettensaft verleiht dem Gericht eine frische, pikante Note und hellt die Aromen auf.
- 2 Teelöffel Chilipulver: Verleiht den Fajitas ihre charakteristische Wärme und Tiefe.
- 1 Teelöffel gemahlener Kreuzkümmel: Fügt eine rauchige, erdige Note hinzu.
- 1 Teelöffel geräuchertes Paprikapulver: Sorgt für eine dezente Rauchigkeit und Farbe.
- Salz und Pfeffer nach Geschmack: Unverzichtbar zum Würzen.
- Zum Servieren: Warme Tortillas, Avocadoscheiben oder Guacamole, frischer Koriander, Salsa und Sauerrahm oder eine milchfreie Alternative.

ANWEISUNGEN:

1. Pilze marinieren: In einer großen Schüssel Olivenöl, Limettensaft, Knoblauch, Chilipulver, gemahlenen Kreuzkümmel, geräuchertes Paprikapulver, Salz und Pfeffer vermischen. Die in Scheiben geschnittenen Portobello-Pilze in die Schüssel geben und schwenken, bis sie gut mit der Marinade bedeckt sind. Lassen Sie sie mindestens 15 Minuten ruhen, damit sie die Aromen aufnehmen können.

2. Das Gemüse anbraten: Eine große Pfanne oder Bratpfanne bei mittlerer bis hoher Hitze erhitzen. Geben Sie die marinierten Pilze in die Pfanne und braten Sie sie etwa fünf Minuten lang an, oder bis sie anfangen, weich zu werden und ihren Saft abzugeben. Die geschnittenen Paprikaschoten und Zwiebeln in die Pfanne geben und unter gelegentlichem Rühren weiterbraten, bis das Gemüse zart und leicht verkohlt ist (ca. weitere 5–7 Minuten).

3. Bereiten Sie die Beilagen vor: Während das Gemüse kocht, erwärmen Sie die Tortillas in einer trockenen Pfanne oder im in Folie eingewickelten Ofen. Bereiten Sie die Avocadoscheiben oder Guacamole vor, hacken Sie den Koriander und stellen Sie die Salsa und die saure Sahne zum Servieren bereit.

4. Stellen Sie die Fajitas zusammen: Geben Sie die Pilz-Gemüse-Mischung auf die warmen Tortillas. Mit Avocadoscheiben oder Guacamole, frischem Koriander, Salsa und einem Klecks Sauerrahm oder einer milchfreien Alternative belegen.

5. Sofort servieren: Genießen Sie die Fajitas warm, mit Limettenschnitzen als Beilage für einen zusätzlichen Spritzer Limettensaft, falls gewünscht.

KOCHZEIT: Ungefähr 32-35 Minuten

SERVIERGRÖSSE: Dieses Rezept reicht für 4 Personen, wobei jede Person je nach Größe der Tortillas und Menge der Füllung 2-3 gefüllte Tortillas bekommt.

NÄHRWERT:
- Kalorien: 200-300 kcal
- Protein: 5-8 g
- Fett: 10-15 g (hauptsächlich gesunde Fette aus Olivenöl und Avocado)
- Kohlenhydrate: 20-30 g
- Ballaststoffe: 5-7 g
- Zucker: 5-8 g (natürlich im Gemüse enthalten)

Anmerkungen:

Überwachung:

Fortschrittsbericht:

ZUTATEN:

-Für die Blumenkohlsteaks:

- 1 großer Blumenkohlkopf: Der Boden des Gerichts, in dicke „Steaks" geschnitten.
- 2 Esslöffel Olivenöl: Zum Bestreichen der Blumenkohlsteaks vor dem Braten, um ihren Geschmack zu verstärken und ihnen zu helfen, schön zu verkohlen.
- Salz und Pfeffer nach Geschmack: Unverzichtbar zum Würzen der Blumenkohlsteaks.

-Für die Chimichurri-Sauce:

- 1 Tasse frische Petersilie, fein gehackt: Das Hauptkraut in Chimichurri, sorgt für einen frischen, leicht bitteren Geschmack.
- 1/4 Tasse frischer Koriander, fein gehackt: Verleiht der Sauce einen lebendigen, zitronigen Geschmack.
- 1/2 Tasse Olivenöl: Die Basis der Soße, die alles zusammenbringt und für mehr Würze sorgt.
- 1/4 Tasse Rotweinessig: Fügt Säure und Helligkeit hinzu und gleicht die Aromen aus.
- 3 Knoblauchzehen, gehackt: Verleiht der Sauce eine scharfe, würzige Note.
- 1 Teelöffel rote Paprikaflocken: Fügt einen Hauch von Schärfe hinzu.
- Salz und Pfeffer nach Geschmack: Optimiert das Geschmacksprofil der Sauce.

ANWEISUNGEN:

1. Bereiten Sie die Blumenkohlsteaks vor: Heizen Sie Ihren Backofen auf 400 °F (200 °C) vor. Ein Backblech mit Backpapier auslegen.

- Entfernen Sie die Blätter und schneiden Sie den Stiel des Blumenkohls ab, wobei der Kopf intakt bleibt. Schneiden Sie den Blumenkohl von oben bis unten in 2,5 cm dicke Steaks. Abhängig von der Größe des Blumenkohls erhältst du etwa 2-4 Steaks pro Kopf.

- Beide Seiten jedes Blumenkohlsteaks mit Olivenöl bestreichen und mit Salz und Pfeffer würzen.

- Die Blumenkohlsteaks auf das vorbereitete Backblech legen und im vorgeheizten Ofen etwa 25–30 Minuten rösten, dabei nach der Hälfte der Zeit wenden, bis sie zart sind und die Ränder goldbraun und leicht verkohlt sind.

2. Chimichurri-Sauce zubereiten: Während der Blumenkohl röstet, bereiten Sie die Chimichurri-Sauce zu. In einer Schüssel gehackte Petersilie, Koriander, gehackten Knoblauch, Olivenöl, Rotweinessig, rote Paprikaflocken, Salz und Pfeffer vermischen. Alles verrühren, bis alles gut vermischt ist. Passen Sie die Gewürze nach Bedarf an. Lassen Sie die Sauce bei Zimmertemperatur stehen, damit sich die Aromen vermischen können.

3. Servieren: Sobald die Blumenkohlsteaks gar sind, nehmen Sie sie aus dem Ofen. Legen Sie jedes Steak auf einen Teller und beträufeln Sie es großzügig mit der Chimichurri-Sauce.

4. Garnierung (optional): Für einen zusätzlichen Hauch von Farbe und Geschmack vor dem Servieren mit gehackter Petersilie oder Koriander garnieren.

KOCHZEIT:35-40 Minuten

SERVIERGRÖSSE: Dieses Rezept reicht für 2–4 Personen, abhängig von der Größe des Blumenkohlkopfes und der Anzahl der Steaks, die Sie daraus schneiden können.

NÄHRWERT:

- Kalorien: 250–300 kcal
- Protein: 4-5 g
- Fett: 20-25 g (hauptsächlich gesunde einfach ungesättigte Fette aus dem Olivenöl)
- Kohlenhydrate: 10-15 g
- Ballaststoffe: 4–5 g
- Zucker: 4-5 g (natürlich vorkommend)

Anmerkungen:

Überwachung:

Fortschrittsbericht:

Mit Knoblauch gerösteter Rosenkohl

Zutaten:

- 1,5 Pfund Rosenkohl: Der Länge nach geputzt und halbiert. Frischer Rosenkohl wird aufgrund seiner Konsistenz und seines Geschmacks bevorzugt.
- 3 Esslöffel Olivenöl: Zum Braten verwendet, verbessert es den Geschmack und sorgt für eine knusprige Textur.
- 4-5 Knoblauchzehen, gehackt: Verleiht dem Ganzen eine besondere Würze und ergänzt den natürlichen Geschmack des Rosenkohls.
- Salz und Pfeffer nach Geschmack: Unverzichtbar zum Würzen und Verstärken des Gesamtgeschmacks.
- Optionale Zusätze: Für noch mehr Würze können Sie als letzten Schliff Zitronenschale, Parmesankäse oder Balsamico-Essig-Glasur hinzufügen.

ANWEISUNGEN:

1. Den Ofen vorheizen: Beginnen Sie damit, Ihren Ofen auf 400°F (205°C) vorzuheizen. Diese hohe Temperatur ist der Schlüssel zu goldenen, knusprigen Rändern des Rosenkohls.

2. Bereiten Sie den Rosenkohl vor: Schneiden Sie die Stielenden des Rosenkohls ab und entfernen Sie alle vergilbten Außenblätter. Schneiden Sie jeden Rosenkohl der Länge nach in zwei Hälften, um sicherzustellen, dass er gleichmäßig gart und eine maximale Oberfläche zum Bräunen bietet.

3. Würzen: In einer großen Schüssel den halbierten Rosenkohl mit Olivenöl, gehacktem Knoblauch, Salz und Pfeffer vermischen und darauf achten, dass jedes Stück gut bedeckt ist. Dies verleiht den Sprossen nicht nur Geschmack, sondern trägt auch dazu bei, dass sie perfekt geröstet werden.

4. Zum Braten vorbereiten: Den Rosenkohl in einer Schicht auf einem Backblech verteilen und darauf achten, dass die Schnittseiten nach unten zeigen. Diese Positionierung ist entscheidend für ein gutes, knuspriges Anbraten.

5. Braten: Legen Sie das Backblech in den vorgeheizten Ofen und rösten Sie es etwa 20–25 Minuten lang, oder bis der Rosenkohl innen zart und außen knusprig ist. Nach der Hälfte der Garzeit gut umrühren, um eine gleichmäßige Röstung zu gewährleisten.

6. Feinschliff: Nach dem Rösten können Sie beliebige optionale Zutaten hinzufügen. Eine Prise Zitronenschale oder Parmesankäse kann eine frische oder herzhafte Note hinzufügen, während ein Spritzer Balsamico-Glasur für einen süßen und würzigen Geschmack sorgt.

7. Servieren: Servieren Sie den Rosenkohl heiß aus dem Ofen als köstliche Beilage, die zu fast allem passt.

KOCHZEIT: 30-35 Minuten

SERVIERGRÖSSE: Dieses Rezept reicht als Beilage für 4-6 Personen, je nach Portionsgröße.

NÄHRWERT:
- Kalorien: 80-100 kcal
- Protein: 3-4 g
- Fett: 5-7 g (hauptsächlich gesunde Fette aus Olivenöl)
- Kohlenhydrate: 10-12 g

- Ballaststoffe: 4–5 g
- Zucker: 2-3 g (natürlich vorkommend)

Anmerkungen:

____

____

____

____

____

Überwachung:

____

____

____

____

____

Fortschrittsbericht:

____

____

____

____

____

GEBRATENER KURKUMA-BLUMENKOHL

ZUTATEN:

- 1 großer Blumenkohlkopf: In mundgerechte Röschen schneiden. Blumenkohl dient als kohlenhydratarme, nährstoffreiche Leinwand für die Aromen von Kurkuma und anderen Gewürzen.
- 2 Esslöffel Olivenöl: Hilft, den Blumenkohl gleichmäßig zu rösten und verleiht ihm eine subtile Fülle.
- 1 Teelöffel gemahlene Kurkuma: Das Hauptgewürz, bekannt für seine leuchtende Farbe und seine gesundheitlichen Vorteile.
- 1/2 Teelöffel gemahlener Kreuzkümmel: Fügt eine warme, erdige Note hinzu, die die Kurkuma ergänzt.
- 1/4 Teelöffel Cayennepfeffer (optional): Für diejenigen, die eine würzige Note mögen, kann Cayennepfeffer Schärfe hinzufügen, ohne die anderen Aromen zu übertönen.
- Salz und Pfeffer nach Geschmack: Unverzichtbar, um die natürlichen Aromen des Blumenkohls und der Gewürze hervorzuheben.
- Frischer Koriander (optional): Zum Garnieren, für einen Farbtupfer und einen frischen Geschmackskontrast.
- Zitronenschnitze (optional): Zum Servieren eine erfrischende Schale hinzufügen, die das Gericht aufhellt.

ANWEISUNGEN:

1. Heizen Sie den Ofen vor: Beginnen Sie damit, Ihren Ofen auf 400 °F (200 °C) vorzuheizen. Dies ist die optimale Temperatur zum Braten von Blumenkohl, um ein zartes Inneres und ein knuspriges Äußeres zu erzielen.

2. Bereiten Sie den Blumenkohl vor: Waschen Sie den Blumenkohlkopf und schneiden Sie ihn in gleich große Röschen, um ein gleichmäßiges Garen zu gewährleisten. Tupfen Sie die Röschen mit einem Küchentuch trocken, um überschüssige Feuchtigkeit zu entfernen und sie so besser rösten zu lassen.

3. Würzen: In einer großen Schüssel die Blumenkohlröschen mit Olivenöl, Kurkuma, Kreuzkümmel, Cayennepfeffer (falls verwendet), Salz und Pfeffer vermischen. Rühren, bis die Röschen gleichmäßig mit Gewürzen und Öl bedeckt sind. Dadurch schmeckt der Blumenkohl nicht nur aromatisiert, sondern erhält auch seine charakteristische goldene Farbe.

4. Rösten: Verteilen Sie die gewürzten Blumenkohlröschen in einer Schicht auf einem mit Backpapier ausgelegten Backblech und achten Sie darauf, dass sie nicht zu voll werden, um ein gleichmäßiges Rösten zu ermöglichen. In den vorgeheizten Ofen geben und etwa 25–30 Minuten rösten, oder bis die Röschen weich sind und karamellisierte Ränder haben. Nach der Hälfte der Garzeit umrühren, um eine gleichmäßige Röstung zu gewährleisten.

5. Garnieren und servieren: Nach dem Rösten den Blumenkohl in eine Servierschüssel geben. Nach Belieben mit frischem Koriander garnieren und mit Zitronenspalten als Beilage servieren.

KOCHZEIT: 35-40 Minuten

SERVIERGRÖSSE:

- Dieses Rezept dient als Beilage für 4 Personen und ist somit eine perfekte Beilage zu einer Vielzahl von Hauptgerichten.

NÄHRWERT:

- Kalorien: 100-120 kcal
- Protein: 2-3 g
- Fett: 7-9 g (hauptsächlich gesunde Fette aus Olivenöl)
- Kohlenhydrate: 10-12 g

- Ballaststoffe: 3-4 g

- Zucker: 3-4 g (natürlich vorkommend)

Anmerkungen:

____

____

____

____

Überwachung:

____

____

____

____

Fortschrittsbericht:

____

____

____

____

ZUTATEN:

- 1 Pfund Karotten: geschält und schräg in dicke Stücke geschnitten. Dieser Schnitt maximiert die Oberfläche für die Glasur und sorgt für ein gleichmäßiges Garen.
- 2 Esslöffel Olivenöl: Wird zum Rösten der Karotten verwendet, hilft, sie knuspriger zu machen und verstärkt ihren natürlichen Geschmack.
- 3 Esslöffel reiner Ahornsirup: Der Star der Glasur, der eine natürliche Süße und Geschmackstiefe bietet.
- 1 Esslöffel Butter: Verleiht den Karotten mehr Fülle und sorgt für ein glänzendes Finish. Für eine vegane Variante können Sie sie durch eine pflanzliche Butter ersetzen.
- Salz und Pfeffer nach Geschmack: Unverzichtbar, um die Süße des Ahornsirups auszugleichen und das Gesamtgeschmacksprofil zu verbessern.
- Frischer Thymian oder Rosmarin (optional): Kräuter sorgen für eine duftende Note, die die Süße des Ahornsirups und die erdige Note der Karotten ergänzt.
- Ein Spritzer Zitronensaft (optional): Fügt eine helle Note hinzu, hebt die Aromen hervor und durchdringt die Süße.

ANWEISUNGEN:

1. Den Ofen vorheizen: Beginnen Sie damit, Ihren Ofen auf 425 °F (220 °C) vorzuheizen. Eine hohe Temperatur ist entscheidend, um die Karotten perfekt zu rösten, ihnen eine leichte Kohle zu verleihen und ihre Süße zu verstärken.

2. Bereiten Sie die Karotten vor: Nachdem Sie die Karotten geschält und in Scheiben geschnitten haben, vermengen Sie sie mit Olivenöl, Salz und Pfeffer. Verteilen Sie sie in einer Schicht auf einem Backblech und achten Sie darauf, dass sie nicht zu voll werden, damit sie gleichmäßig geröstet werden.

3. Rösten Sie die Karotten: Legen Sie die Karotten in den vorgeheizten Ofen und rösten Sie sie etwa 20 Minuten lang oder bis sie weich sind und an den Rändern zu karamellisieren beginnen. Dieser erste Röstschritt konzentriert den Geschmack der Karotten und bereitet sie für das Glasieren vor.

4. Die Karotten glasieren: In einem kleinen Topf bei mittlerer Hitze die Butter schmelzen und den Ahornsirup einrühren. Wenn Sie Kräuter verwenden, geben Sie diese jetzt in die Pfanne. Bringen Sie die Mischung zum Kochen und kochen Sie sie einige Minuten lang, bis sie leicht eingedickt ist.

5. Kombinieren und fertig rösten: Gießen Sie die Ahornglasur über die gerösteten Karotten und schwenken Sie sie vorsichtig, um sicherzustellen, dass sie gut bedeckt sind. Geben Sie die Karotten für weitere 5–10 Minuten in den Ofen, oder bis die Glasur Blasen bildet und die Karotten nach Ihrem Geschmack glasiert sind.

6. Servieren: Das Gericht mit einem Spritzer Zitronensaft und nach Wunsch mit einer Prise frischer Kräuter abschließen. Warm servieren als köstliche Beilage zu Ihrem Hauptgericht.

KOCHZEIT: 35-40 Minuten

SERVIERGRÖSSE - Dieses Rezept dient als Beilage für 4 Personen und eignet sich daher für Familienessen oder kleine Zusammenkünfte.

NÄHRWERT:

- Kalorien: 150-170 kcal
- Protein: 1-2 g
- Fett: 7-9 g (hauptsächlich gesunde Fette aus Olivenöl, mit einem kleinen Anteil aus Butter)
- Kohlenhydrate: 22-25 g

- Ballaststoffe: 3-4 g
- Zucker: 15–18 g (natürlich vorkommend und aus Ahornsirup hinzugefügt)

Anmerkungen:

____

____

____

____

____

Überwachung:

____

____

____

____

____

Fortschrittsbericht:

____

____

____

____

____

BRAUNER REIS MIT ZILANTRO-LIMETTE

ZUTATEN:

- 1 Tasse brauner Reis: Brauner Reis wird aufgrund seiner Vollkornvorteile, einschließlich Ballaststoffen, Vitaminen und Mineralien, ausgewählt. Es hat eine zähe Konsistenz und einen nussigen Geschmack, der gut mit der Frische von Koriander und Limette harmoniert.
- 2 Tassen Wasser oder Gemüsebrühe: Die Verwendung von Gemüsebrühe verleiht dem Reis mehr Geschmack, für einen einfacheren Geschmack eignet sich jedoch auch Wasser.
- 1 Lorbeerblatt (optional): Verleiht dem Reis beim Kochen eine subtile Tiefe.
- Schale einer Limette: Die Limettenschale sorgt für ein lebendiges Zitrusaroma und einen konzentrierteren Geschmack als der Saft allein.
- Saft einer Limette: Verleiht dem Reis eine frische, würzige Note und peppt das Gericht auf.
- 1/4 Tasse frischer Koriander, fein gehackt: Koriander sorgt für einen frischen, leicht zitronigen Geschmack, der perfekt zur Limette passt.
- Salz nach Geschmack: Verstärkt den Geschmack der anderen Zutaten.
- 1 Esslöffel Olivenöl oder Butter (optional): Verleiht dem Reis etwas mehr Würze und hilft, ihn aufzulockern.

ANWEISUNGEN:

1. Reis kochen: In einem mittelgroßen Topf das Wasser oder die Gemüsebrühe zum Kochen bringen. Fügen Sie den braunen Reis, das Lorbeerblatt (falls verwendet) und eine Prise Salz hinzu. Reduzieren Sie die Hitze auf eine niedrige Stufe, decken Sie den Reis ab und lassen Sie ihn etwa 45 Minuten lang köcheln, bis der Reis weich ist und die Flüssigkeit aufgesogen ist. Brauner Reis braucht länger zum Garen als weißer Reis. Die genauen Garzeiten entnehmen Sie bitte der Packungsanleitung.

2. Den Reis würzen: Sobald der Reis gar ist, nehmen Sie ihn vom Herd. Entsorgen Sie das Lorbeerblatt. Wenn Sie Olivenöl oder Butter verwenden, rühren Sie diese jetzt unter den Reis. Limettenschale, Limettensaft und gehackten Koriander hinzufügen. Den Reis mit einer Gabel auflockern, um die Aromen gleichmäßig zu vermischen. Je nach Geschmack mit Salz abschmecken.

3. Servieren: Servieren Sie den braunen Koriander-Limetten-Reis warm als köstliche Beilage zu Gerichten wie gegrilltem Hähnchen, Fisch-Tacos oder Gemüsepfannen.

KOCHZEIT: 50-55 Minuten

SERVIERGRÖSSE: Dieses Rezept dient als Beilage für 4 Personen und ist somit eine perfekte Ergänzung für Familienessen oder kleine Zusammenkünfte.

NÄHRWERT:

- Kalorien: 160-180 kcal
- Protein: 3-4 g
- Fett: 2-3 g (bei Zugabe von Olivenöl oder Butter)
- Kohlenhydrate: 34-36 g
- Ballaststoffe: 2-3 g
- Zucker: 0-1 g

Anmerkungen:

Überwachung:

Fortschrittsbericht:

ZUTATEN:

- 1,5 Pfund Rüben: Wählen Sie mittelgroße Rüben für ein gleichmäßiges Garen. Rüben sind das Herzstück dieses Gerichts und werden wegen ihrer Süße und leuchtenden Farbe geschätzt.
- 1/4 Tasse Balsamico-Essig: Balsamico-Essig ist die Basis der Glasur und sorgt für einen reichen, komplexen Geschmack, der einen schönen Kontrast zum natürlichen Zucker der Rüben bildet.
- 2 Esslöffel Honig oder Ahornsirup (für eine vegane Variante): Dies verleiht der Glasur Süße und gleicht die Säure des Essigs aus.
- 1 Esslöffel Olivenöl: Wird zum Rösten der Rüben verwendet und trägt dazu bei, ihre äußeren Schichten zu karamellisieren, wodurch ihre natürliche Süße verstärkt wird.
- Salz und Pfeffer nach Geschmack: Unverzichtbar zum Würzen und Hervorheben der Aromen des Gerichts.
- Frischer Thymian oder Rosmarin (optional): Kräuter können dem Gericht eine duftende Note verleihen und die erdige Note der Rüben ergänzen.

ANWEISUNGEN:

1. Heizen Sie den Ofen vor: Beginnen Sie damit, Ihren Ofen auf 200 °C (400 °F) vorzuheizen. Diese hohe Temperatur ist ideal zum Rösten der Rüben, da ihr Zucker karamellisiert und sein Aroma intensiviert.

2. Bereiten Sie die Rüben vor: Schneiden Sie die Spitzen und Wurzeln von den Rüben ab und schälen Sie sie. Schneiden Sie die Rüben in gleichmäßige Spalten oder Würfel und achten Sie darauf, dass sie für ein gleichmäßiges Rösten die gleiche Größe haben.

3. Rüben rösten: Die Rübenstücke mit Olivenöl, Salz und Pfeffer vermengen und auf einem mit Backpapier ausgelegten Backblech verteilen. Bei Bedarf Thymian- oder Rosmarinzweige zwischen die Rüben streuen. Im vorgeheizten Backofen ca. 30-40 Minuten rösten, bzw

bis die Rüben weich sind und an den Rändern zu karamellisieren beginnen. Für eine gleichmäßige Röstung nach der Hälfte der Garzeit umrühren.

4. Balsamico-Glasur zubereiten: Während die Rüben rösten, Balsamico-Essig und Honig (oder Ahornsirup) in einen kleinen Topf geben. Bringen Sie die Mischung bei mittlerer Hitze zum Kochen und reduzieren Sie dann die Hitze auf eine niedrige Stufe. Unter gelegentlichem Rühren leicht köcheln lassen, bis sich die Flüssigkeit auf die Hälfte reduziert und eine siruppartige Glasur entsteht. Dies sollte etwa 10-15 Minuten dauern.

5. Glasieren Sie die Rüben: Sobald die Rüben geröstet und zart sind, nehmen Sie sie aus dem Ofen. Die Balsamico-Glasur über die heißen Rüben träufeln und verrühren, damit sie gleichmäßig bedeckt sind. Die Restwärme der Rüben hilft dabei, die Glasur zu verteilen.

6. Servieren: Die glasierten Rüben auf eine Servierplatte geben. Sie können heiß als warme Beilage serviert oder auf Zimmertemperatur abgekühlt werden, wodurch ihr Geschmack intensiver wird.

KOCHZEIT: 50-65 Minuten

SERVIERGRÖSSE: Dieses Rezept dient als Beilage für 4 Personen und eignet sich daher für Familienessen oder intime Dinnerpartys.

NÄHRWERT:

- Kalorien: 150-200 kcal

- Protein: 2-3 g

- Fett: 3-5 g (hauptsächlich aus dem Olivenöl)

- Kohlenhydrate: 30-35 g

- Ballaststoffe: 5–6 g

- Zucker: 25–30 g (natürlich vorkommend und aus Honig oder Ahornsirup hinzugefügt)

Anmerkungen:

Überwachung:

Fortschrittsbericht:

KAPITEL 7: DESSERTS

ZUTATEN:

- 2 reife Avocados: Die Hauptzutat sorgt für eine cremige Textur und zahlreiche gesundheitliche Vorteile.
- 1/4 Tasse ungesüßtes Kakaopulver: Verleiht dem Mousse den reichen, schokoladigen Geschmack, der entscheidend ist.
- 1/4 Tasse hochwertige dunkle Schokolade (geschmolzen): Verstärkt den Schokoladengeschmack und trägt zur geschmeidigen Textur bei.
- 1/4 Tasse Ahornsirup oder Honig (für Nicht-Veganer): Wirkt als Süßungsmittel, um die Bitterkeit des Kakaos auszugleichen.
- 1 Teelöffel Vanilleextrakt: Verleiht dem Geschmack Tiefe und einen Hauch Süße.
- Eine Prise Salz: Verbessert das Gesamtgeschmacksprofil des Desserts.
- Optional zum Servieren: Zum Garnieren können frische Beeren, Schlagsahne (oder eine milchfreie Alternative) und geriebene Schokolade verwendet werden.

ANWEISUNGEN:

1. Bereiten Sie die Avocados vor: Beginnen Sie damit, die Avocados zu halbieren, den Kern zu entfernen und das Fruchtfleisch in einen Mixer oder eine Küchenmaschine zu geben. Für den besten Geschmack und die beste Textur sollten die Avocados vollkommen reif sein.

2. Zutaten pürieren: Ungesüßtes Kakaopulver, geschmolzene dunkle Schokolade, Ahornsirup (oder Honig), Vanilleextrakt und eine Prise Salz zu den Avocados in den Mixer geben. Auf höchster Stufe mixen, bis die Mischung vollkommen glatt und cremig ist. Kratzen Sie die Seiten nach Bedarf ab, um sicherzustellen, dass alle Zutaten gut eingearbeitet sind.

3. Abschmecken und anpassen: Probieren Sie nach dem Mixen die Mousse und passen Sie die Süße oder den Kakao nach Ihren Wünschen an. Wenn die Mousse zu dick ist, können Sie einen Esslöffel Mandelmilch (oder eine andere Milch Ihrer Wahl) hinzufügen, um die gewünschte Konsistenz zu erreichen.

4. Kühlen: Geben Sie die Mousse in einzelne Servierschalen oder eine große Schüssel, decken Sie sie ab und stellen Sie sie mindestens 1 Stunde lang in den Kühlschrank, damit sie fest wird. Dieser Schritt ist entscheidend für das Erreichen der perfekten Mousse-Textur.

5. Servieren: Nach dem Abkühlen das Avocado-Schokoladenmousse mit frischen Beeren, einem Klecks Schlagsahne und geriebener Schokolade garnieren. Servieren Sie es sofort als raffiniertes Dessert, das Sie beeindrucken wird.

KOCHZEIT: Etwa 1 Stunde und 10 Minuten, plus zusätzliche Zeit zum Abkühlen, falls gewünscht.

SERVIERGRÖSSE:- Dieses Rezept ergibt 4 Portionen, perfekt für ein Familiendessert oder ein kleines Treffen mit Freunden.

NÄHRWERT:

- Kalorien: 250-300 kcal
- Protein: 3-4 g

- Fett: 15-20 g (hauptsächlich gesunde Fette aus der Avocado)

- Kohlenhydrate: 30-35 g

- Ballaststoffe: 7–10 g

- Zucker: 20–25 g (natürlich vorkommend und aus dem Süßstoff hinzugefügt)

Anmerkungen

Überwachung:

Fortschrittsbericht:

ZUTATEN:

- 4 große Äpfel: Wählen Sie eine Sorte, die sich gut zum Backen eignet, z. B. Granny Smith, Honeycrisp oder Braeburn, da sie ein ausgewogenes Verhältnis von Süße und Säure aufweist.
- 1/4 Tasse gemischte Nüsse (Walnüsse, Pekannüsse, Mandeln): Grob gehackt. Nüsse sorgen für eine köstliche Knusprigkeit und sind eine Quelle gesunder Fette und Proteine.
- 2 Esslöffel brauner Zucker: Zum Füllen der Äpfel, um eine karamellartige Süße hinzuzufügen, die den natürlichen Zucker in den Äpfeln ergänzt.
- 1 Teelöffel gemahlener Zimt: Sorgt für einen warmen, würzigen Geschmack, der typisch für Bratapfelgerichte ist.
- 1/4 Teelöffel gemahlene Muskatnuss (optional): Verleiht der Füllung Tiefe und einen Hauch von Würze.
- 2 Esslöffel Butter: In kleine Stücke schneiden und über die Äpfel verteilen, um der Füllung mehr Fülle zu verleihen und sie feuchter zu machen.
- 1/2 Tasse Apfelwein oder Wasser: In die Auflaufform gegossen, erzeugt es beim Backen der Äpfel Dampf, hält sie feucht und ergibt eine köstliche Soße.
- Optional zum Servieren: Vanilleeis oder Schlagsahne als Topping.

ANWEISUNGEN:

1. Heizen Sie den Ofen vor: Beginnen Sie damit, Ihren Ofen auf 350 °F (175 °C) vorzuheizen. Bei dieser moderaten Temperatur können die Äpfel langsam backen und werden zart, ohne zu zerfallen.

2. Bereiten Sie die Äpfel vor: Entkernen Sie die Äpfel mit einem Entkerner oder einem scharfen Messer und machen Sie in der Mitte eine breite Mulde, aber lassen Sie den

Boden intakt, um die Füllung aufzunehmen. Von jedem Apfel einen kleinen Streifen abziehen, damit die Schale beim Backen nicht aufplatzt.

3. Füllung mischen: In einer kleinen Schüssel die gehackten Nüsse, braunen Zucker, Zimt und Muskatnuss vermischen. Gut vermischen, um sicherzustellen, dass die Gewürze gleichmäßig in den Nüssen und im Zucker verteilt sind.

4. Füllen Sie die Äpfel: Füllen Sie jeden Apfel mit der Nuss-Zucker-Mischung und drücken Sie ihn leicht nach unten, um die Füllung zu verdichten. Belegen Sie jeden Apfel mit einem Stück Butter.

5. Backen: Die gefüllten Äpfel in einer Auflaufform anrichten. Gießen Sie Apfelwein oder Wasser auf den Boden der Schüssel, um Dampf zu erzeugen. Im vorgeheizten Ofen 30–40 Minuten backen oder bis die Äpfel weich sind, wenn man sie mit einer Gabel einsticht. Begießen Sie die Äpfel gelegentlich mit der Flüssigkeit aus der Schüssel, um ihr Aroma zu verstärken und sie feucht zu halten.

6. Servieren: Lassen Sie die Bratäpfel vor dem Servieren etwas abkühlen. Sie können warm oder bei Zimmertemperatur genossen werden, mit Vanilleeis oder Schlagsahne garniert für einen besonders köstlichen Genuss.

KOCHZEIT: 45-55 Minuten

SERVIERGRÖSSE:- Dieses Rezept ergibt 4 Portionen, ideal für ein Familiendessert oder eine gemütliche Dinnerparty.

NÄHRWERT:

- Kalorien: 200-250 kcal
- Protein: 2-3 g
- Fett: 7-10 g (hauptsächlich gesunde Fette aus Nüssen und Butter)

- Kohlenhydrate: 35-40 g

- Ballaststoffe: 4–5 g

- Zucker: 25–30 g (natürlich vorkommend und zugesetzt)

Anmerkungen:

Überwachung:

Fortschrittsbericht:

ZUTATEN:

-Für den Chia-Pudding:

- 1/4 Tasse Chiasamen: Die Basis des Puddings, Chiasamen, dehnen sich aus und bilden beim Mischen mit Flüssigkeit eine gelartige Textur.

- 1 Tasse Mandelmilch (oder eine beliebige Milch Ihrer Wahl): Zum Einweichen der Chiasamen; Mandelmilch sorgt für einen leichten, nussigen Geschmack, kann aber durch Kokos-, Soja- oder Milchmilch ersetzt werden.

- 1 Esslöffel Ahornsirup oder Honig (für die Süße): Je nach Geschmack anpassen; Dies verleiht dem Pudding eine natürliche Süße.

- 1/2 Teelöffel Vanilleextrakt: Verleiht dem Chia-Pudding Geschmackstiefe.

-Für die Ebenen:

- 1 Tasse gemischte Beeren (Erdbeeren, Blaubeeren, Himbeeren, Brombeeren): frisch oder gefroren; Diese liefern Antioxidantien, Vitamine und eine natürliche Süße.

- Granola (optional): Verleiht dem Parfait eine knusprige Textur und bietet einen angenehmen Kontrast zum cremigen Chia-Pudding und der Weichheit der Beeren.

- Joghurt (optional): Für eine zusätzliche Schicht Cremigkeit und Würze; Sie können griechischen Joghurt für einen Proteinschub oder eine milchfreie Alternative für eine vegane Variante verwenden.

ANWEISUNGEN:

1. Chia-Pudding zubereiten: In einer Rührschüssel Chiasamen, Mandelmilch, Ahornsirup (oder Honig) und Vanilleextrakt verrühren. Lassen Sie die Mischung etwa 5 Minuten ruhen und rühren Sie dann erneut um, um eventuelle Klumpen aufzulösen.

Abdecken und mindestens 2 Stunden oder über Nacht im Kühlschrank lagern, bis der Pudding eine dicke, gelartige Konsistenz erreicht.

2. Stellen Sie das Parfait zusammen: Sobald der Chia-Pudding fest ist, beginnen Sie mit dem Schichten Ihrer Parfaits. Beginnen Sie mit einer Schicht Chia-Pudding auf dem Boden eines Glases oder Gefäßes. Anschließend eine Schicht gemischte Beeren auftragen, dann ggf. eine Schicht Müsli und auf Wunsch einen Klecks Joghurt. Wiederholen Sie die Schichten, bis der Behälter voll ist, und legen Sie abschließend eine Schicht Beeren darüber, um eine schöne Präsentation zu erzielen.

3. Garnieren und servieren: Garnieren Sie die Oberseite mit ein paar ganzen Beeren, einer Prise Chiasamen oder einem Spritzer Honig für zusätzliche Süße. Sofort servieren oder bis zum Servieren im Kühlschrank aufbewahren.

KOCHZEIT: Ungefähr 2 Stunden und 10 Minuten, plus Einweichzeit

SERVIERGRÖSSE: Dieses Rezept ergibt 2 Portionen, ideal für eine persönliche Belohnung, ein Frühstück oder einen gesunden Snack. Die Mengen können leicht angepasst werden, um mehr zu servieren.

NÄHRWERT:

- Kalorien: 200-300 kcal
- Protein: 5–10 g (höher, wenn griechischer Joghurt verwendet wird)
- Fett: 9-15 g (hauptsächlich gesunde Fette aus den Chiasamen)
- Kohlenhydrate: 25-35 g
- Ballaststoffe: 10-15 g
- Zucker: 10–20 g (natürlich vorkommender und zugesetzter Zucker, variiert je nach Menge des Süßungsmittels und Art der verwendeten Beeren)

Anmerkungen:

Überwachung:

Fortschrittsbericht:

KOKOSNUSS-MANDEL-ENERGIEKUGELN

ZUTATEN:

- 1 Tasse Mandeln: Mandeln sind eine großartige Quelle für Proteine, gesunde Fette und Ballaststoffe und somit eine ideale Basis für Energiebällchen.
- 1 Tasse Datteln, entkernt: Datteln sorgen für natürliche Süße und eine zähe Textur. Sie sind außerdem reich an Ballaststoffen und essentiellen Nährstoffen.
- 1/2 Tasse Kokosraspeln, ungesüßt: Verleiht den Energiebällchen einen tropischen Geschmack und Knusprigkeit. Außerdem ist es eine fantastische Quelle für Ballaststoffe und gesunde Fette.
- 1/4 Tasse Kokosnussöl, geschmolzen: Hilft, die Zutaten miteinander zu verbinden und sorgt für eine seidige Textur sowie gesunde Fette.
- 1 Teelöffel Vanilleextrakt: Verstärkt den Gesamtgeschmack der Energy Balls.
- Eine Prise Salz: Gleicht die Süße aus und verstärkt den Geschmack der anderen Zutaten.
- Optional zum Beschichten: Zusätzliche Kokosraspeln, gemahlene Mandeln oder Kakaopulver zum Rollen der Energiebällchen, um eine zusätzliche Schicht Textur und Geschmack hinzuzufügen.

ANWEISUNGEN:

1. Mandeln verarbeiten: In einer Küchenmaschine die Mandeln zerkleinern, bis sie fein gehackt, aber nicht pulverisiert sind. Dies sorgt für eine knusprige Konsistenz und sorgt dafür, dass die Energy Balls eine feste Struktur haben.

2. Zutaten pürieren: Die entkernten Datteln, Kokosraspeln, geschmolzenes Kokosöl, Vanilleextrakt und eine Prise Salz zusammen mit den gehackten Mandeln in die Küchenmaschine geben. Verarbeiten, bis die Mischung zusammenkommt und einen

klebrigen Teig bildet. Wenn die Mischung zu trocken erscheint, fügen Sie einen Esslöffel Wasser oder mehr Kokosöl hinzu, damit sie besser bindet.

3. Formen Sie die Energy Balls: Nehmen Sie kleine Mengen der Mischung und rollen Sie sie zu Kugeln in der Größe einer Walnuss. Die Mischung sollte je nach Größe etwa 12-15 Energiebällchen ergeben.

4. Beschichten Sie die Energy Balls: Rollen Sie jede Kugel nach Wunsch zusätzlich in Kokosraspeln, gemahlenen Mandeln oder Kakaopulver. Dies trägt nicht nur zur Ästhetik bei, sondern sorgt auch für eine zusätzliche Geschmacks- und Texturschicht.

5. Kühlen: Legen Sie die Energiekugeln auf ein mit Backpapier ausgelegtes Backblech oder einen Teller und stellen Sie sie mindestens 30 Minuten lang in den Kühlschrank, damit sie fest werden. Dieser Schritt hilft, das Kokosöl zu festigen, wodurch die Energiekugeln fester und leichter zu handhaben sind.

6. Aufbewahrung: Lagern Sie die Energiebällchen bis zu 2 Wochen in einem luftdichten Behälter im Kühlschrank oder frieren Sie sie für eine längere Lagerung ein. Sie eignen sich perfekt für einen schnellen Snack oder einen Energieschub zu jeder Tageszeit.

KOCHZEIT: 45 Minuten

SERVIERGRÖSSE: Dieses Rezept ergibt 12-15 Energiebällchen, geeignet für einzelne Snacks über mehrere Tage oder zum Teilen mit Freunden und Familie.

NÄHRWERT:

- Kalorien: 100-150 kcal
- Protein: 2-3 g
- Fett: 7-10 g (hauptsächlich gesunde Fette aus Mandeln und Kokosöl)
- Kohlenhydrate: 10-15 g

- Ballaststoffe: 2-3 g

- Zucker: 7–9 g (natürlich aus Datteln und Kokosnuss)

Anmerkungen:

Überwachung:

Fortschrittsbericht:

ZUTATEN:

-Für die Füllung:

- 4 Tassen geschnittene frische Pfirsiche: Wählen Sie reife, aber feste Pfirsiche für den besten Geschmack und die beste Textur.

- 2 Tassen frische Himbeeren: Verleiht den süßen Pfirsichen eine schöne Säure und einen lebendigen Farbkontrast.

- 1/2 Tasse Kristallzucker: Je nach Süße der Frucht anpassen. Kann reduziert werden, wenn die Pfirsiche sehr süß sind.

- 2 Esslöffel Allzweckmehl: Hilft beim Eindicken der Fruchtsäfte beim Backen.

- 1 Teelöffel Vanilleextrakt: Verstärkt den Gesamtgeschmack der Füllung.

- Eine Prise Salz: Gleicht die Süße der Füllung aus.

-Für den knusprigen Belag:

- 1 Tasse altmodische Haferflocken: Verleiht dem Belag eine herzhafte Textur.

- 1/2 Tasse Allzweckmehl: Verleiht dem knusprigen Belag Struktur.

- 1/2 Tasse brauner Zucker: Fügt eine reichhaltige, karamellartige Süße hinzu.

- 1/2 Tasse ungesalzene Butter, kalt und gewürfelt: Sorgt beim Backen für eine krümelige, knusprige Konsistenz.

- 1/2 Teelöffel gemahlener Zimt: Fügt Wärme und Würze hinzu, die die Früchte ergänzen.

- 1/4 Teelöffel Salz: Verstärkt den Geschmack des Belags.

1. Heizen Sie den Ofen vor und bereiten Sie die Auflaufform vor: Heizen Sie Ihren Ofen auf 375 °F (190 °C) vor. Fetten Sie eine quadratische 9-Zoll-Auflaufform oder eine ähnlich große ofenfeste Form leicht ein.

2. Füllung mischen: In einer großen Schüssel die geschnittenen Pfirsiche, Himbeeren, Kristallzucker, Mehl, Vanilleextrakt und eine Prise Salz vermischen. Vorsichtig schwenken, bis die Früchte gleichmäßig mit Zucker und Mehl bedeckt sind. Gießen Sie die Fruchtmischung gleichmäßig in die vorbereitete Auflaufform.

3. Bereiten Sie das Crisp-Topping vor: In einer anderen Schüssel Haferflocken, Mehl, braunen Zucker, Zimt und Salz vermischen. Die kalte, gewürfelte Butter zur Hafermischung hinzufügen. Mit einem Ausstecher oder den Fingern die Butter in die Mischung einarbeiten, bis sie wie grobe Krümel aussieht.

4. Setzen Sie den Crisp zusammen: Streuen Sie den Crisp-Belag gleichmäßig über die Fruchtfüllung und bedecken Sie diese vollständig.

5. Backen: Stellen Sie die Auflaufform in den vorgeheizten Ofen und backen Sie sie 35–45 Minuten lang oder bis der Belag goldbraun ist und die Fruchtfüllung an den Rändern Blasen bildet.

6. Abkühlen und servieren: Lassen Sie die Chips vor dem Servieren etwas abkühlen. Es kann warm oder bei Zimmertemperatur genossen werden, idealerweise mit einer Kugel Vanilleeis oder einem Klecks Schlagsahne für einen besonderen Genuss.

KOCHZEIT: 50-65 Minuten

SERVIERGRÖSSE: Dieses Rezept reicht für 6–8 Personen und eignet sich daher für Familiendesserts oder kleine Zusammenkünfte.

NÄHRWERT:

- Kalorien: 300-400 kcal
- Protein: 3-4 g
- Fett: 12-16 g (hauptsächlich aus der Butter im Belag)
- Kohlenhydrate: 50-60 g
- Ballaststoffe: 4–5 g
- Zucker: 30-40 g (sowohl natürlicher als auch zugesetzter)

Anmerkungen:

Überwachung:

Fortschrittsbericht:

ABSCHLUSS

Wie viele andere stand auch Emma vor der entmutigenden Diagnose Typ-2-Diabetes, begleitet von Gefühlen der Unsicherheit und Angst vor der Zukunft. Die Aussicht, ihren Gesundheitszustand in den Griff zu bekommen, schien überwältigend, bis sie das Potenzial einer pflanzlichen Ernährung entdeckte, die speziell auf die Behandlung von Diabetes zugeschnitten war. Das Kochbuch wurde zu ihrem Hoffnungsträger und führte sie durch den anfänglichen Nebel ihrer Diagnose auf einen Weg der Klarheit, Stärkung und Verjüngung ihrer Gesundheit.

Jedes Rezept und jeder Essensplan auf den Seiten war mehr als nur eine Anleitung für die Zubereitung von Speisen; Es war ein Plan für einen gesünderen Lebensstil, den Emma und viele andere übernahmen. Der Übergang zu einer pflanzlichen Ernährung, die reich an Vollkornprodukten, Hülsenfrüchten, Obst und Gemüse ist, wurde nicht nur zu einer Ernährungsentscheidung, sondern zu einer lebensverändernden Entscheidung. Emma erlebte aus erster Hand die stabilisierenden Auswirkungen auf ihren Blutzuckerspiegel, die Steigerung ihrer Energie und die allgemeine Verbesserung ihrer Gesundheitswerte.

Der „Nourishing 30 Days Meal Plan" war für Emma besonders transformativ. Es bot ihr einen strukturierten Ansatz für die Essensplanung und stellte sicher, dass sie eine ausgewogene Zufuhr von Nährstoffen erhielt, die für die Behandlung ihres Diabetes unerlässlich sind. Dieser Plan entmystifizierte das Konzept der gesunden Ernährung bei Diabetes und machte es zugänglich und erreichbar. Emma fand wieder Freude an der Küche und experimentierte mit Aromen und Zutaten, die ihren Körper nährten und ihren Gaumen erfreuten.

Über die einzelnen Rezepte und Essenspläne hinaus diente das Kochbuch für Emma als Bildungsquelle. Sie erfuhr, welchen Einfluss die Wahl der Lebensmittel auf den Blutzuckerspiegel hat, welche Bedeutung Ballaststoffe in der Ernährung haben und wie pflanzliche Proteine sowohl sättigend als auch gesundheitsfördernd sein können. Dieses Wissen ermöglichte es ihr, fundierte Entscheidungen über ihre Mahlzeiten zu treffen und das Ernährungsmanagement zu einem positiven und angenehmen Teil ihrer täglichen Routine zu machen.

Die Geschichte von Emma ist ein eindrucksvolles Beispiel für die Wirkung des Kochbuchs. Es unterstreicht das Potenzial pflanzlicher Ernährung nicht nur zur Behandlung von Diabetes, sondern auch zur Förderung einer tieferen Verbindung mit Lebensmitteln und ihrer Rolle für unsere Gesundheit. Emmas Reise von der Unsicherheit zur Selbstbestimmung, von der Angst zum Aufblühen spiegelt die Reise wider, die dieses Kochbuch bei allen Lesern inspirieren möchte.

Zusammenfassend ist „Plant-Based Cookbook for Diabetics: 1000 Days Quick, Easy, Delicious Healthy Recipes + Nourishing 30 Days Meal Plan" mehr als nur eine Rezeptsammlung; es ist ein Begleiter für die Transformation. Es ist ein Beweis für die Heilkraft pflanzlicher Ernährung und ihre zentrale Rolle bei der Behandlung von Diabetes. Durch die Linse von Emmas Geschichte sehen wir das Potenzial für Erneuerung, Gesundheit und Freude am Essen. Dieses Kochbuch ist eine Einladung, sich auf eine Entdeckungsreise zu begeben, die Fülle der pflanzlichen Ernährung zu genießen und auf seinen Seiten einen Weg zu einem gesünderen, glücklicheren Leben zu finden.

A – Speiseplan für mehr als 30 Tage

Dieser Plan konzentriert sich auf Vollwertkost, minimiert verarbeitete Zutaten und betont das Gleichgewicht der Makronährstoffe, um die Blutzuckerregulierung zu unterstützen. Nachfolgend finden Sie einen strukturierten 30-Tage-Speiseplan, der Frühstück, Mittagessen, Abendessen und empfohlene Snacks umfasst und auf Abwechslung, Zufriedenheit und Nährstoffadäquatheit abzielt.

Woche 1

Tag 1:
- Frühstück: Frühstückspudding mit Chia und Beeren
- Mittagessen: Quinoa-Salat mit geröstetem Gemüse
- Abendessen: Linsen-Spinat-Eintopf
- Snack: Geschnittene Äpfel mit Mandelbutter

Tag 2:
- Frühstück: Grüne Smoothie Bowl mit Hanfsamen
- Mittagessen: Kichererbsen-Avocado-Wrap
- Abendessen: Gefüllte Paprika mit braunem Reis und schwarzen Bohnen
- Snack: Karottenstifte mit Hummus

Tag 3:
- Frühstück: Haferflocken mit Walnüssen und frischen Beeren
- Mittagessen: Grünkohl- und weiße Bohnensuppe
- Abendessen: Blumenkohl-Tacos mit Cashewcreme
- Snack: Gurkenscheiben mit Guacamole

Tag 4:

- Frühstück: Vollkorntoast mit Avocado und Tomate

- Mittagessen: Spinat-Erdbeer-Salat mit Balsamico-Vinaigrette

- Abendessen: Pilz-Erbsen-Risotto

- Snack: Frische Pfirsichscheiben

Tag 5:

- Frühstück: Bananen-Erdnussbutter-Smoothie

- Mittagessen: Linsen-Quinoa-Bowl mit geröstetem Brokkoli

- Abendessen: Zucchini-Nudeln mit Tomaten-Basilikum-Sauce

- Snack: Gemischter Beerenfruchtsalat

Tag 6:

- Frühstück: Frühstückstacos mit Tofu-Rührei

- Mittagessen: Marokkanischer Kichererbsensalat

- Abendessen: Veganes Chili mit Süßkartoffel

- Snack: Gebackene Grünkohlchips

Tag 7:

- Frühstück: Pumpkin Spice Overnight Oats

- Mittagessen: Rüben-Quinoa-Salat mit Zitrus-Dressing

- Abendessen: Auberginen-Kichererbsen-Curry

- Snack: Birnenscheiben mit Zimt

Woche 2

Wiederholen Sie Woche 1 der Einfachheit halber und um die Essenszubereitung und den Lebensmitteleinkauf zu erleichtern, oder führen Sie neue Rezepte aus dem Kochbuch ein, um für Abwechslung zu sorgen. Es wird empfohlen, die Mahlzeiten an persönliche Vorlieben, saisonale Zutaten und spezifische Ernährungsbedürfnisse anzupassen.

Woche 3

Tag 15-21:
- Führen Sie für jede Mahlzeit neue Rezepte ein und konzentrieren Sie sich dabei auf saisonales Gemüse und Vollkornprodukte. Integrieren Sie verschiedene pflanzliche Proteinquellen wie Tempeh, Edamame sowie verschiedene Bohnen- und Linsensorten, um die Mahlzeiten interessant und ernährungsphysiologisch ausgewogen zu gestalten.

Woche 4

Tag 22-28:
- Entdecken Sie weiterhin neue Rezepte aus dem Kochbuch. Experimentieren Sie mit verschiedenen Gewürzen und Kräutern, um den Geschmack zu verbessern, ohne zusätzliches Natrium oder Zucker hinzuzufügen. Konzentrieren Sie sich auf farbenfrohe Mahlzeiten mit verschiedenen Gemüsesorten, um eine breite Zufuhr von Vitaminen und Mineralstoffen zu gewährleisten.

Letzte Tage (Tag 29–30)

Tag 29:
- Frühstück: Birnen-Walnuss-Haferflocken
- Mittagessen: Avocado-Tomaten-Kichererbsen-Salat-Sandwiches
- Abendessen: Vegane Paella mit Artischocken und Oliven
- Snack: Rohe Gemüsesticks mit Rote-Bete-Hummus

Tag 30:

- Frühstück: Smoothie mit Spinat, Blaubeeren und Leinsamen

- Mittagessen: Vegane Sushi-Rollen mit Avocado und Mango

- Abendessen: Butternusskürbis und Enchiladas mit schwarzen Bohnen

- Snack: Apfel-Nachos mit Erdnussbutter und Schokoladenstückchen

Anmerkungen:

- Flüssigkeitszufuhr ist der Schlüssel. Trinken Sie über den Tag verteilt viel Wasser.

- Passen Sie die Portionsgrößen an Ihren Energiebedarf und Ihr Hungergefühl an.

- Fühlen Sie sich frei, die Mahlzeiten zwischen den Tagen auszutauschen, je nach Ihrem Zeitplan und Ihren Vorlieben.

- Integrieren Sie für eine optimale Gesundheit mindestens 30 Minuten moderate Aktivität in Ihren Tagesablauf.

Dieser 30-Tage-Ernährungsplan soll eine Grundlage für eine ausgewogene, pflanzliche Ernährung bieten, die die Blutzuckerkontrolle und die allgemeine Gesundheit von Menschen mit Diabetes unterstützt. Die Vielfalt der Mahlzeiten sorgt dafür, dass gesundes Essen nie langweilig wird und immer nahrhaft ist.

DANKE

9 7 9 8 8 8 2 5 8 0 7 6 5